·专科护理与管理系列丛书·

消毒供应中心历史发展进程与常用操作质控指引

主　编　杨鸣春　刘雪莲　金醒昉

辽宁科学技术出版社
LIAONING SCIENCE AND TECHNOLOGY PUBLISHING HOUSE

图书在版编目（CIP）数据

消毒供应中心历史发展进程与常用操作质控指引/杨鸣春，刘雪莲，金醒昉主编．—沈阳：辽宁科学技术出版社，2018.11
ISBN 978-7-5591-0997-2

Ⅰ.①消… Ⅱ.①杨… ②刘… ③金… Ⅲ.①医院—消毒—医药卫生组织机构—概况—中国 Ⅳ.①R197.323 ②R187

中国版本图书馆CIP数据核字（2018）第243344号

版权所有 侵权必究

出版发行：辽宁科学技术出版社
　　　　　北京拂石医典图书有限公司
地　　址：北京海淀区车公庄西路华通大厦B座15层
联系电话：010-57262361/024-23284376
E－mail：fushimedbook@163.com
印　刷　者：三河市双峰印刷装订有限公司
经　销　者：各地新华书店

幅面尺寸：140mm×203mm
字　　数：235千字
出版时间：2018年11月第1版
印　　张：9.125
印刷时间：2018年11月第1次印刷

责任编辑：李俊卿　　　　　责任校对：梁晓洁
封面设计：潇　潇　　　　　封面制作：潇　潇
版式设计：天地鹏博　　　　责任印制：丁　艾

如有质量问题，请速与印务部联系　联系电话：010-57262361

定　　价：38.00元

编委会名单

主　编　杨鸣春　刘雪莲　金醒昉
副主编　陈莉萍　李晓佳　李　俊
编　者　(按姓氏笔画排序)
　　　　　王湘萍　王　如　卫晓睿　马　泽
　　　　　刘雪莲　刘路萍　许玲华　杨鸣春
　　　　　杨民慧　李晓佳　李　俊　李玉连
　　　　　金醒昉　陈莉萍　周晓玲　晏圆婷

《专科护理与管理系列丛书》
前 言

随着我国医疗卫生事业的蓬勃发展，护士在健康管理、疾病预防、急危重症救护、患者照护、慢病管理、老年护理等各个领域将迎来新的机遇和挑战，在这样的新形势下，临床专科护理服务能力已成为体现护理专业内涵、确保病人安全的重要保证之一。

为适应医学学科的发展和患者的需求，昆明市延安医院护理部在查阅大量相关资料的基础上，组织各临床专科护理管理人员，结合临床工作实际共同编写了《专科护理与管理系列丛书》，该丛书有三大特点：

一是具有严谨的科学性和先进性，丛书以护理程序为框架、以优质护理为方向，落实责任制整体护理，结合临床专科建设与管理指南，重点研究专科护理工作的要求，找准专科护理的要点，对护理工作进行全面、全程的管理，以提高临床护理能力，不断提升护理管理水平，建立护理服务的长效机制。

二是具有较强的实用性和可操作性，丛书密切结合临床，详细介绍了各专科常见疾病的护理要点和护理技术、专科危急重症抢救与护理、护理质量控制与管理，对规范护理人员的职业行为、提高专业技术能力将起到很好的指导作用。

三是体现专业化、精细化，该丛书内容丰富翔实，阐述流畅严谨，编排层次清晰，切合现代护理管理及临床专科护理的实际，可供各级各类医院护理管理、临床护理、护理教学人员参考阅读。

　　医学发展日新月异，护理专业迅猛发展，希望通过这样一套兼顾实用性与针对性的丛书，切实帮助各级各类医院进一步完善护理服务体系，提高护理技术水平，提升专科服务能力，改善护理服务质量。期待各位护理人员立足当下，创新发展，促进护理服务精准对接人民群众的健康需求，在"健康中国"建设的宏伟蓝图中画上浓墨重彩的一笔。

2018 年 8 月

前言

随着医学科学的进步和发展，医院的诊疗技术发生了显著的变化，大量介入性诊疗、微创手术、移植或置换等诊疗技术被普遍应用，在提高医疗服务水平的同时也增加了患者发生医院感染的风险。2009年我国关于消毒供应中心的三项强制性卫生标准出台，使得消毒供应工作发展成为医院中控制医院感染的一个重要部门。2016年12月，中华人民共和国国家卫生和计划生育委员会发布再次修订的《医院消毒供应中心第1部分：管理规范》《医院消毒供应中心第2部分：清洗消毒及灭菌技术操作规范》《医院消毒供应中心第3部分：清洗消毒及灭菌效果监测标准》，使得医院消毒供应专业更加规范化、标准化、精准化。

21世纪是创新、改革、竞争、联盟的时代，消毒供应专业的建设呈现出亚学科、综合化的发展趋势，在新形势下也给广大消毒供应人员带来了前所未有的挑战，要求消毒供应专业人员，不仅要掌握全面系统的消毒灭菌知识、熟练的操作技能，还应具备管理能力。为了提高消毒供应专业的技术水平、管理能力，我们编写了本指引，以供消毒供应专业人员继续教育学习和阅读参考。

本书借鉴了消毒供应专业的新理论、新方法，具有四大特点：

一是以提问、回答的方式构建本书内容，方便读者查阅问题，及时找到参考答案。

二是以历史发展为主线，阐述了消毒灭菌的历史发展进程，做到总结过去，立足现在，面向未来，综合创新，给人以回顾启迪，"不忘初心，牢记使命"，谋求精细化的消毒供应专业发展。

三是采用了大量的图片，使读者一目了然地了解知识，增加阅读的趣味性。

四是将操作演示以视频方式呈现，读者扫描二维码后可以观看视频，是一本"会说话"的专业指导书。

本书分为上、下两篇，历史发展进程篇六章19节，常用操作质控指引篇二十章53节，涵盖了消毒供应的历史发展及常用操作质控等内容。

本书的编写得到了消毒供应专家的大力支持，谨表衷心的感谢和崇高的敬意。对本书所涉及参考文献的作者表示诚挚的敬意。但是，由于编者的水平和经验所限，加之这个领域科技发展迅猛，不足之处在所难免，请同道和专家不吝指教。希望广大的读者提出宝贵的意见，以便在后期的版本中进行修订。

编者
2018年8月

目录

第一篇　消毒灭菌历史发展进程

第一章　消毒灭菌的历史发展进程 ……………………（3）
- 第一节　细菌是怎样发现的？ ……………………（3）
- 第二节　国外早期的消毒方法有哪些？ ……………（4）
- 第三节　中国古代的消毒方法有哪些？ ……………（5）
- 第四节　消毒灭菌技术是怎样应用发展的？ ………（6）
- 第五节　消毒供应专业的发展变迁有哪些？ ………（8）

第二章　灭菌器的历史发展进程 …………………………（14）
- 第一节　压力灭菌器的发展进程是怎样的？ ………（14）
- 第二节　低温灭菌器的发展进程是怎样的？ ………（15）

第三章　灭菌监测发展进程 ………………………………（17）
- 第一节　生物监测的发展进程是怎样的？ …………（17）
- 第二节　物理监测的发展进程是怎样的？ …………（20）
- 第三节　化学监测的发展进程是怎样的？ …………（20）

第四章　我国医疗器械的历史发展进程 …………………（25）
- 第一节　中国医疗器械是如何发展的？ ……………（25）
- 第二节　医疗器械的材质是怎样发展的？ …………（26）

· 1 ·

第五章 腔镜的历史发展进程 (28)
- 第一节 腹腔镜的起源是什么时候? (28)
- 第二节 诊断腹腔镜时代 (1901—1933) (29)
- 第三节 手术腹腔镜时代 (1933—1986) (30)
- 第四节 现代腹腔镜时代 (1987年至今) (32)
- 第五节 我国腹腔镜的发展 (33)
- 第六节 腹腔镜外科发展史上的里程碑 (34)
- 第七节 腹腔镜外科发展的未来 (34)

第六章 外来器械的发展过程 (36)

第二篇 常用操作质控指引

第一章 6S精益管理在消毒供应中心质量控制中的应用 (41)

第二章 结构-过程-结果质量评价模式在消毒供应中心的应用 (47)

第三章 工作坊培训模式在消毒供应中心的应用 (52)

第四章 品管圈在消毒供应中心的应用 (56)

第五章 压力蒸汽灭菌器操作质控指引 (60)
- 第一节 遵循压力蒸汽灭菌器说明书如何做? (60)
- 第二节 如何制定压力蒸汽灭菌器标准化操作流程? (61)
- 第三节 如何进行压力蒸汽灭菌器操作培训及考核? (63)
- 第四节 如何建立消毒员岗位职责及考核指标? (64)

第五节　如何建立压力蒸汽灭菌器故障的应急方案？
　　　　……………………………………………………（69）

第六章　环氧乙烷灭菌器操作质控指引 ………（73）
第一节　遵循环氧乙烷灭菌器说明书如何做？ ………（73）
第二节　如何制定环氧乙烷灭菌器标准化操作流程？
　　　　……………………………………………………（75）
第三节　如何进行环氧乙烷灭菌器操作的培训及考核？……………………………………………………（76）
第四节　如何建立环氧乙烷灭菌器故障的应急方案？
　　　　……………………………………………………（77）

第七章　清洗消毒机操作质控指引 ……………（78）
第一节　遵循清洗消毒机说明书如何做？ ……………（78）
第二节　如何制定清洗消毒机标准化操作流程？ ……（78）
第三节　如何进行清洗消毒机操作培训及考核？ ……（79）
第四节　如何建立清洗消毒机故障的应急方案？ ……（80）

第八章　蒸汽清洗机操作质控指引 ……………（82）
第一节　遵循蒸汽清洗机说明书如何做？ ……………（82）
第二节　如何制定蒸汽清洗机标准化操作流程？ ……（83）
第三节　如何建立蒸汽清洗机操作的考核标准？ ……（84）
第四节　如何建立蒸汽清洗机故障的应急方案？ ……（85）

第九章　超声清洗机操作质控指引 ……………（87）
第一节　遵循超声清洗机说明书如何做？ ……………（87）
第二节　如何制定超声清洗机标准化操作流程？ ……（88）
第三节　如何建立超声清洗机操作的考核标准？ ……（88）

第四节　如何建立超声清洗机故障的应急方案？………（90）

第十章　水处理系统操作质控指引………………（91）
　　第一节　遵循水处理系统说明书如何做？…………（91）
　　第二节　如何制定水处理系统标准化操作流程？…（92）
　　第三节　如何建立水处理系统操作的考核标准？…（93）
　　第四节　如何建立水处理系统故障的应急方案？…（94）

第十一章　酸性氧化电位水生成器操作质控指引…………（95）
　　第一节　遵循酸性氧化电位水生成器说明书如何做？
　　　　　　………………………………………………（95）
　　第二节　如何制定酸性氧化电位水生成器标准化操作
　　　　　　流程？………………………………………（96）
　　第三节　如何建立酸性氧化电位水生成器操作的考核
　　　　　　标准？………………………………………（96）
　　第四节　如何建立酸性氧化电位水生成器的应急方案？
　　　　　　………………………………………………（97）

第十二章　医用干燥柜操作质控指引………………（98）
　　第一节　遵循医用干燥柜说明书如何做？…………（98）
　　第二节　如何制定医用干燥柜标准化操作流程？…（99）
　　第三节　如何建立医用干燥柜操作的考核标准？…（99）
　　第四节　如何建立医用干燥柜的应急方案？………（100）

第十三章　医用封口机操作质控指引………………（101）
　　第一节　遵循医用封口机说明书如何做？…………（101）
　　第二节　如何制定医用封口机标准化操作流程？…（102）
　　第三节　如何建立医用封口机操作的考核标准？…（102）

第四节 如何建立医用封口机的应急方案? …… (103)

第十四章 生物监测仪操作质控指引 …… (104)
第一节 遵循生物监测仪说明书如何做? …… (104)
第二节 如何制定生物监测仪标准化操作流程? …… (105)
第三节 如何建立生物监测仪操作的考核标准? …… (105)

第十五章 ATP荧光监测仪操作质控指引 …… (107)
第一节 遵循ATP荧光监测仪说明书如何做? …… (107)
第二节 如何制定ATP荧光监测仪标准化操作流程?
…… (108)
第三节 如何建立ATP荧光监测仪操作的考核标准?
…… (108)

第十六章 常用基础器械质控指引 …… (110)
第一节 临床常用治疗包如何进行质控? …… (111)
第二节 手术器械图谱及质控如何建立? …… (125)

第十七章 外来器械质控指引 …… (134)
第一节 消毒供应中心外来器械管理制度如何建立?
…… (134)
第二节 外来医疗器械及植入物的准入、验证要求?
…… (135)
第三节 外来器械的人员要求及岗位培训及技术要求
如何做? …… (136)
第四节 外来器械的操作质控细则如何建立? …… (137)

第十八章 腔镜器械质控指引 …… (164)

第一节 腔镜清洗消毒及灭菌技术操作规范如何建立？ …………………………………………… (164)
第二节 硬式内镜及器械是如何组成的？ ………… (190)
第三节 特殊器械的使用及处理要点如何建立？ …… (193)

第十九章 消毒供应中心质量检测指标 ………… (202)
第二十章 其他常见操作考核评分标准 ………… (214)

附录一 消毒供应中心第1部分：管理规范 ………… (220)
附录二 医院消毒供应中心第2部分：清洗消毒及灭菌技术操作规范 …………………………………… (236)
附录三 医院消毒供应中心第3部分：清洗消毒及灭菌效果监测标准 ……………………………………… (257)

参考文献 ……………………………………………… (274)

第一篇

消毒灭菌历史发展进程

第一章

消毒灭菌的历史发展进程

中国近代 100 多年的时间,在学习西方医学的基础上,医疗卫生的消毒、灭菌、隔离和无菌操作工作日臻完善。

第一节　细菌是怎样发现的?

1. 显微镜之父——列文·虎克[荷兰]

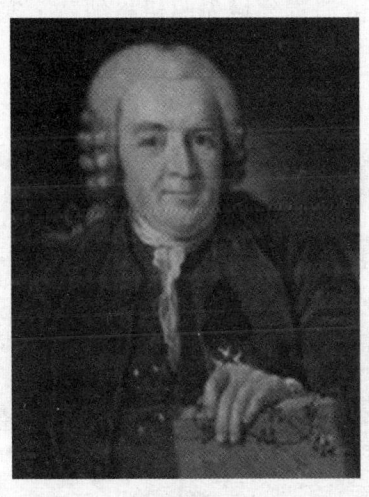

图 1-1-1-1　显微镜之父列文·虎克

微生物的发现是一项重大的医学突破,为以后的医学进展奠定了基础,而最早发现微生物的人是列文·虎克。

他是最先发现和描述单细胞生物的人,是第一个发现肌纤维、细菌、精子和毛细血管的人。

2. 微生物学奠基人——罗伯特·科赫[德国]

列文·虎克发现了微生物,而证明细菌就是导致感染性疾病的原因则是罗伯特·科赫。

第二节　国外早期的消毒方法有哪些?

1. 第一个提倡洗手的人——伊格纳兹·塞麦尔维斯[奥地利]

消毒,最简单有效的方法就是洗手。今天看似平常的"洗手",它的作用和重要性却是经过了漫长的过程才为人们所接受。洗手原则最早是由消毒领域先驱伊格纳兹·塞麦尔维斯(Ignaz Semmel – Weis)提出,显著降低了产褥热死亡率。

2. 巴氏消毒法——路易斯·巴斯德[法国]

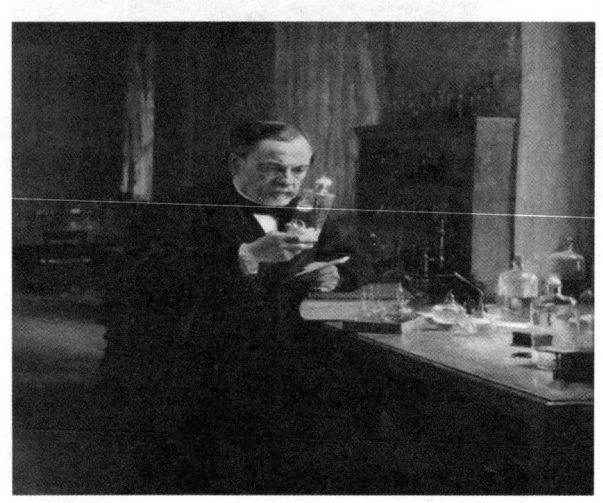

图1-1-2-1　巴氏消毒法发明人路易斯·巴斯德

巴斯德是著名的微生物学家和化学家。他一生中取得了诸多成就,比如他用实验证明细菌是引起疾病的原因,发明了疫苗。他发明了一种消毒方法,就是通过把牛奶等饮料加热来杀灭细菌。

3. 现代消毒之父——约瑟夫·李斯特[英国]

尽管塞麦尔维斯首先提出了术前洗手,但并没有被医学界所认可。真正让医学界接受消毒原则、认识洗手重要性的是约瑟夫·李斯特,他被誉为现代消毒之父。他首先使用石炭酸来喷涂仪器和外科伤口,并用石炭酸浸过的敷料覆盖伤口,预防感染;做手术时戴手套,术前术后用5%的石炭酸洗手,手术器械用同样的溶液清洗,并停止使用多孔天然材料作为手术器械的手柄。

第三节 中国古代的消毒方法有哪些?

医学,是保卫人类健康的科学。在古代,医学的兴衰,有时能关系到一个民族、一个国家的兴衰。从中国古代医学发展史看,我们的祖先凭着聪明与才智,在医学上取得了巨大成就,外科手术在三千年前就有了萌芽。最早用于外科手术的器械是锐利的石片,它们或是自然形成,或是经人工磨制,用于取出各种异物、放血、切开脓肿及划痕等手术。到青铜器时代,人们已开始使用金属制造的刀、锯、锉和许多其他外科手术器械。马王堆出土的《五十二病方》,公认是较《黄帝内经》为早的医学作品,里面已提到用刀割治内痔的手术。《黄帝内经》中记载的九针之二——铍针和锋针,主要用于外科手术。铍针针身像剑,两面有刃,多用于切破脓肿排脓;锋针针身圆润,针尖呈三棱形,有锋刃,多用于放血治疗。战国时期著名的医学家扁鹊,就曾为病人施行过手术。

古代医生使用的消毒法有:净水(煎熬过)洗涤、以火烧灼、施与药物等。

第四节　消毒灭菌技术是怎样应用发展的？

消毒学是一门以应用为主的学科。我国各级各类医院都有专门的消毒供应中心，其是消毒专业人员最集中的地方，近些年专业水平在逐渐提高。经过上一代科学家数十年的努力，消毒学从无到有，由弱到强创造了辉煌的业绩。主要有四个方面的原因：第一方面，领导重视，特别是有关部门领导主抓消毒供应工作，有利于消毒事业全面发展；第二方面，消毒团队团结一心，齐心协力完成了当时条件下不可能完成的工作；第三方面，注重法规、标准体系建设，出台一系列规章制度；第四方面，努力学习国外先进技术和管理经验。

热力灭菌技术应用与进展：利用高温杀死微生物的方法称为热力灭菌。在物理消毒和灭菌中，热力是应用最早、使用最广泛、效果最可靠的方法。干热分为：干热和湿热，两者对微生物均有良好的杀灭效果。干热消毒和灭菌方法有：焚烧、干烤、灼烧、红外线照射、传导加热、强光加热。湿热的杀菌能力在热力中最强，常用于处理耐热、耐湿的物品。湿热消毒方法有：煮沸消毒、流通蒸汽消毒、巴氏消毒、低温蒸汽消毒、湿热清洗消毒、间歇灭菌。

1. 压力蒸汽灭菌应用与进展

压力蒸汽灭菌用于耐高温、耐高湿的医疗器械和物品的灭菌，不能用于凡士林等油类和粉剂的灭菌；压力蒸汽灭菌器种类有下排气式压力蒸汽灭菌器、预真空式压力蒸汽灭菌器。

2. 低温灭菌技术应用与进展

随着新材料和新技术的发展，很多高灵敏和综合用途的医疗器械和器材进入临床。怎样对这些器械和器材进行灭菌呢？

环氧乙烷（EO）：其用于灭菌的历史可以追溯到20世纪40年代，但直到20世纪60年代才成功地用于工业灭菌。随着现代工业技术的发展,成功研制了小型环氧乙烷灭菌器,才使得环氧乙烷在医院灭菌中进入实用阶段。

低温等离子体灭菌技术:低温等离子体灭菌技术出现在20世纪80年代,于90年代初期首先在美国进入医院用于怕热怕湿器械灭菌。20世纪末逐渐进入中国市场,出现在中国市场的属于过氧化氢低温等离子体灭菌装置,整体灭菌技术处于发展和完善阶段。

低温甲醛蒸汽灭菌:甲醛气体熏蒸法应用于畏热医疗器械的灭菌已有很长的历史,但在常温常压下甲醛气体的穿透性受到明显的影响。国外早在20世纪60年代就开始研究低温甲醛蒸汽(60~80℃)的灭菌效果,但在常温之下仍解决不了穿透性的问题。近年来采用预真空技术,极大地提高了甲醛蒸汽的穿透能力,从而研制成功了低温甲醛蒸汽灭菌器及其科学的使用方法。

3. 化学消毒剂的应用发展

过氧乙酸消毒剂:在过氧化物消毒剂中,使用最广泛的是过氧乙酸和过氧化氢。过氧乙酸和过氧化氢都是灭菌剂和高水平消毒剂,且这两种消毒剂分解后无残留,对环境友好,不仅在传染病消毒方面应用广泛,近年来在环境消毒和医疗器械消毒灭菌方面也取得了较大的发展。

醛类消毒剂:醛类消毒剂是最早用于消毒和灭菌的一类化学物,早在1860年Butlero就发现了甲醛,1888年Loew第一次报道了甲醛的灭菌特性。甲醛的液体和气体均具有较好的杀灭各种细菌和细菌芽胞,以及杀灭病毒的作用,因此甲醛成为了第一代化学灭菌剂。在发现甲醛具有灭菌特性的20年后发现了戊二醛的杀菌性能,其后研究证明戊二醛杀灭细菌芽胞作用更强,被称为化学消毒剂发展史上的第三个里程碑。

醇类消毒剂的应用发展:醇类消毒剂具有悠久的历史,在医疗机构的消毒中占有重要的地位,属于中效消毒剂,主要用于皮肤消毒。常用的品种主要有乙醇、丙醇和异丙醇,还不断有苯氧乙醇和某些植物醇类等更大分子的醇类加入消毒产品。近年来复方醇类消毒剂得到迅速发展,应用于皮肤、手消毒等方面。

酸性氧化电位水(EOW)又称为酸性电解水、酸性离子水、氧化电位水、强酸性电解水、电解机能水等。酸性氧化电位水指经过电解氯化钠溶液生成含有低浓度有效氯、pH 在 2.0~3.0、氧化还原电位(ORP)≥1100mV、具有较强的氧化能力和快速杀灭微生物作用的一种新型消毒剂。酸性氧化电位水的研究始于 1987 年,由日本独立开发作为对耐甲氧西林金黄色葡萄球菌(MRSA)有显著效果的杀菌剂。1995 年,酸性氧化电位水生成装置进入中国。

第五节 消毒供应专业的发展变迁有哪些?

1. 大量一次性医疗物品使用以前,供应室的工作是怎样的?

那时,不存在一次性医疗物品,大部分的物品均为重复使用。病房里使用的乳胶手套、纱布、注射器、输液器、输血器、开放式输液瓶、注射针头等都需要重新处理再使用。

棉棒、棉球、输液器、输液瓶、裁剪纱布块及包布(图 1-1-5-1)等需手工制作。

每批次检查处理注射针头、头皮针、手套等。那时的工作流程:早上各科室夜班护士将需要调换的物品整理好,放到固定地点,由供应室人员到临床科室送无菌物品,同时收同等数量的污染物品。无菌物品和污染物品用一辆推车运送,没有做到洁污车分开。

那时的供应室不处理手术室的手术器械,仅处理病房所使用的物品,工程最大的就是处理注射器、输液器、开放式输液瓶(图 1-1-5-2)、输血器(图 1-1-5-3)。

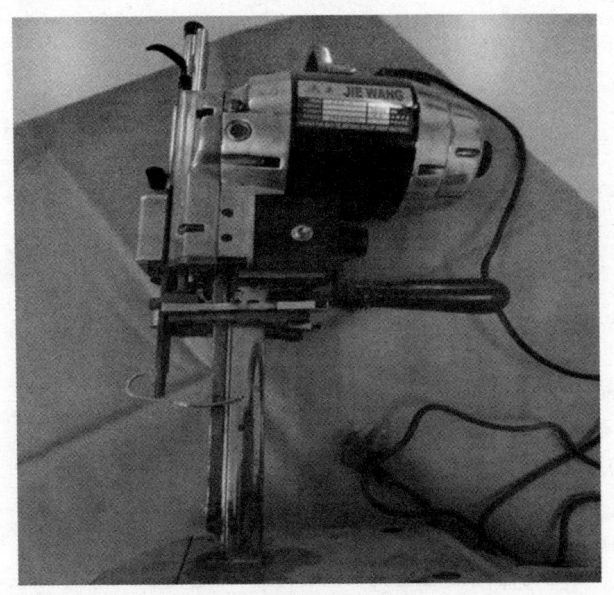

图1-1-5-1 当时裁剪包布用的电剪

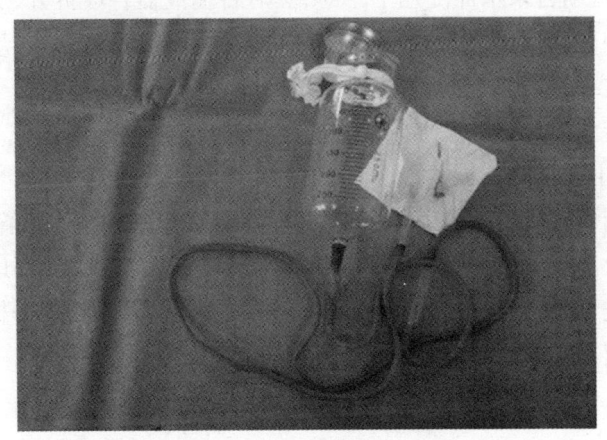

图1-1-5-2 开放式输液瓶

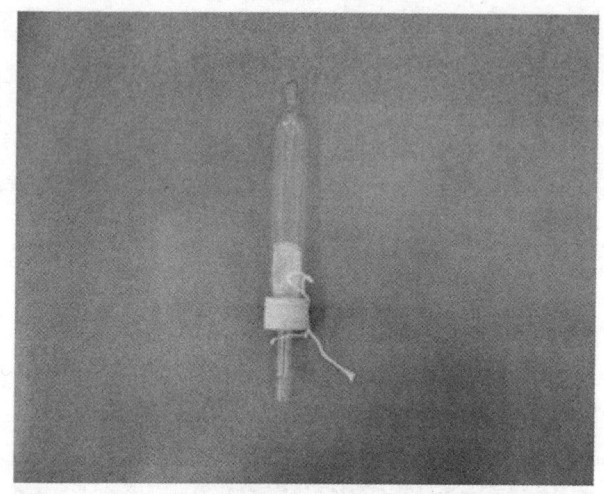

图1-1-5-3 输血过滤器：手工制作的可重复使用输血过滤器，供应室老师们把它称为"大炮"

输液器处理流程：将回收回来的输液器分别装在专用的喷头上，用流动自来水冲洗几个小时，然后将输液器各段拆开，分别放到盛装碱性液体的大缸内浸泡。24小时后将皮条（那时候乳胶管俗称皮条）取出放在搓衣板上揉搓，然后将碱性液体冲洗干净放进盛装酸性液体的大缸内浸泡（盐酸按一定比例配置而成）24小时，取出放在搓衣板揉搓。

制作输液器的辅助物品：插入输液瓶的针头、两根皮条、一个茂菲氏滴管、一个玻璃接头（连接输液针头）。这些物品都用蒸馏水冲洗干净，然后将各部件用棉线连接在一起，就制作成一根完整的输液器，放置在包布内打包灭菌。

注射器处理流程:那时注射器为玻璃的(图1-1-5-4)。回收后需要拔出针栓,将针筒和针栓盛放在水中,进行去热原处理,浸泡后用毛刷刷洗。然后用蒸馏水冲洗一遍,放在网孔篮筐内待干。最后将针筒、针栓重新装配。在装配过程中针筒与针栓稍有偏离就难以装配合适,如不合适就要撤出重新装配。

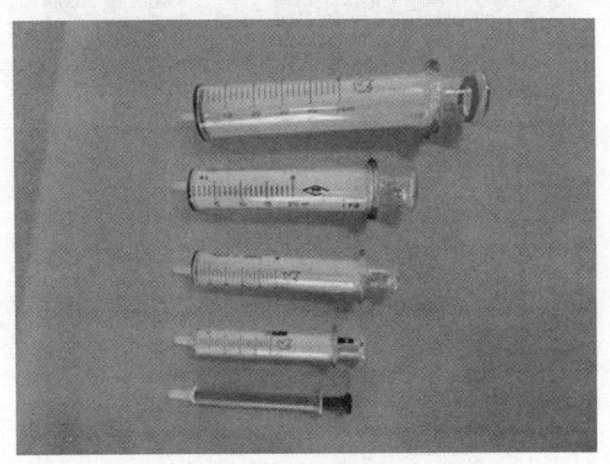

图1-1-5-4 各种型号的玻璃注射器

针头的处理流程:注射针头(图1-1-5-5)回收后浸泡,进行去热原处理,流动水冲洗每个针头。清洗流程完成后,每个针头都要检查有没有带钩,有钩的在磨石上磨掉,然后用蒸馏水冲洗后分别插在自制的纱布块上,盛放在小铝盒(图1-1-5-6)里。为使护士在取用时能及时识别型号,分别用不同颜色的绣花线标识型号(图1-1-5-7),以便取用时能识别。

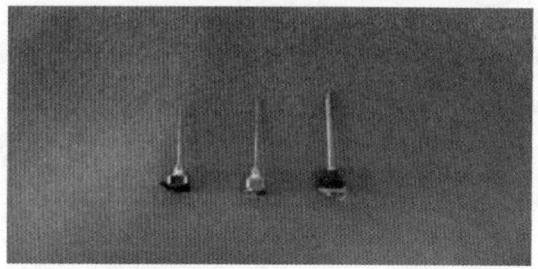

图1-1-5-5 不同型号的针头

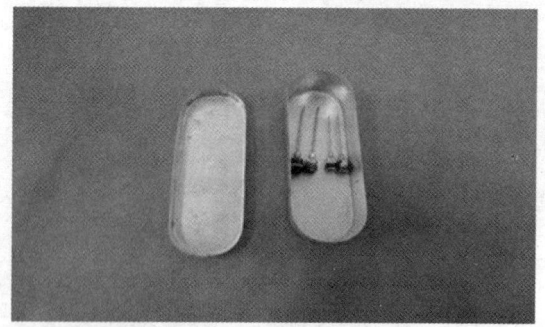

图1-1-5-6 放置针头的小铝盒

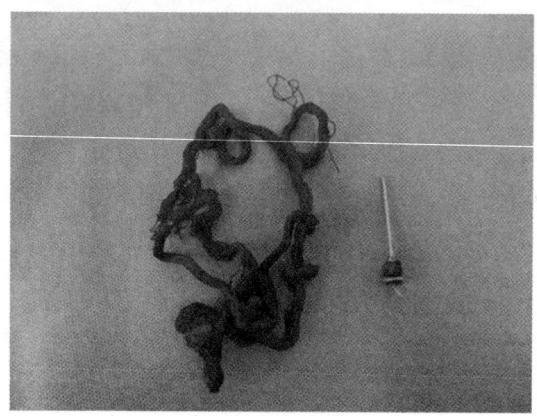

图1-1-5-7 绣花线标识针头

乳胶手套的处理流程：病房里的乳胶手套大部分是需要回收重新处理的。回收后的手套经过洗刷处理后挂在手套晾干专用架上(一个木制的架子，每个侧枝放置一只手套)。晾干后涂抹滑石粉，早期手工上滑石粉，后期有机器上滑石粉。上好后，放入布袋内，外层分别用不同颜色的包布区分手套型号进行打包，灭菌后发往科室使用。

纱布制作方式：将一包纱布摊开折叠，裁剪成所需规格大小的纱布，最后折叠成纱布块，放入储槽内进行灭菌。

无菌间的空气消毒最早是用甲醛熏蒸，在小碗里装满甲醛，放入高锰酸钾，第二天上班开窗透风；后面发展到用紫外线灯消毒。

2. 大量一次性医疗物品使用以后，供应室的状况如何？

1986年以后，随着大量一次性医疗物品的使用，各家医院供应室工作进入低谷：工作人员减少，有的医院甚至只留下1名消毒员操作灭菌器，每天由各临床科室将打包好的待灭菌包送往灭菌室，供应室失去了以往的作用。

3. 现在现代化消毒供应中心的发展是怎样的呢？

消毒供应中心是医院消毒灭菌系统中具备清洗、消毒、灭菌功能的核心科室，是医院无菌物品供应周转的物流中心，是临床医疗服务的重要保障部门。随着医疗技术的发展，现代消毒供应中心已发展成为医院控制医院感染的"心脏"科室。

第二章

灭菌器的历史发展进程

第一节 压力灭菌器的发展进程是怎样的?

1876年,查理斯·尚柏朗(Charles Chamberland)发明了压力灭菌器(高压锅)。1894年STERIS/AMSCO研发了人类历史上第一台压力蒸汽灭菌器(图1-2-1-1)。

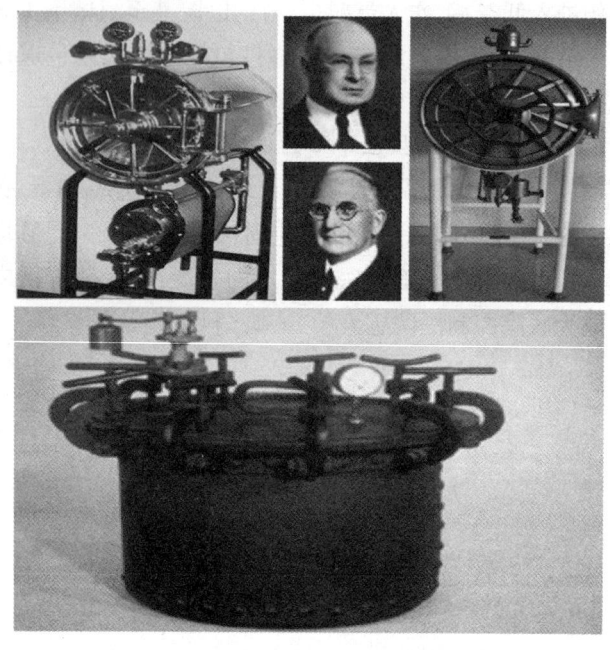

图1-2-1-1 第一台压力蒸汽灭菌器

第一次世界大战爆发后,1918年,美国投入使用移动式STERIS/AMSCO灭菌器(图1-2-1-2)。

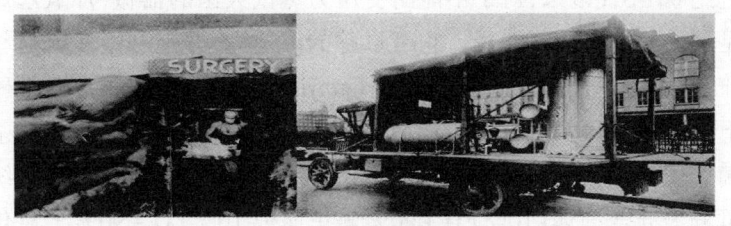

图1-2-1-2　STERIS/AMSCO灭菌器

高压蒸汽灭菌是将待灭菌的物品放在一个密闭的加压灭菌锅内,通过加热,使灭菌锅隔套间的水沸腾而产生蒸汽,待蒸汽急剧地将锅内的冷空气从排气阀中驱尽后,关闭排气阀,继续加热;此时由于蒸汽不能溢出,增加了灭菌器内的压力,从而使沸点增高,得到高于100℃的温度,导致菌体蛋白质凝固变性而达到灭菌的目的。医疗器械消毒是病人免受感染和成功康复的根本保障。在医疗方面,高压蒸汽灭菌也是必不可少的。它可以阻止和控制传染的发生。其目的:(1)防止病原体播散到社会中,引起流行发生。(2)防止病者再被其他病原体感染,出现并发症,发生交叉感染。(3)保护医护人员免受感染。

第二节　低温灭菌器的发展进程是怎样的?

医学科技的日新月异,使得各种精密仪器和设备被逐步推广应用,这些设备往往因无法耐受高温而不能进行高温灭菌。为了解决这一问题,各种低温灭菌方法逐渐产生,如环氧乙烷(EO)低温灭菌器、过氧化氢低温等离子体(plasma)灭菌器、低温蒸汽甲醛灭菌器(LTSF),化学灭菌剂如甲醛、2%碱性戊二醛、放射线灭菌（Radiation）被广泛应用于临床。

环氧乙烷：于20世纪50年代开始应用于医院灭菌。自从20世纪60年代以来，对于不能耐受压力蒸汽灭菌的器械，环氧乙烷是最主要的灭菌剂选择。它有卓越的渗透力，并且和很多材料相兼容，因此运用广泛。环氧乙烷（ethylene oxide，EO）在常温常压下为无色体，4℃时冷凝为液体，沸点为10.4℃，具有广谱高效杀菌作用，属最有效的化学冷灭菌剂之一。环氧乙烷低温灭菌系统可分为混合气体（10% EO + 90%氟里昂或10% EO + 90%二氧化碳）和100%纯环氧乙烷低温灭菌系统两种，目前使用的大部分为100%纯环氧乙烷低温灭菌系统。

等离子体技术：20世纪70年代，市场上开始出现两种气体等离子体：过氧化氢等离子体（Sterrad）系统，1996年10月FDA通过；过氧乙酸等离子体（AbTox）系统，1994年12月FDA通过，由于灭菌后其残留物引起眼外科患者的眼损伤，1998年FDA禁止销售。中国无疑是目前使用过氧化氢低温等离子体最多的国家。但在灭菌学术界，对过氧化氢低温等离子体一直存在争议。最大的问题在于等离子体灭菌过程的不可监测性，这一点不同于环氧乙烷和低温蒸汽甲醛。而且等离子体到底属于物理灭菌还是化学灭菌始终没有定论。按照欧洲灭菌监测标准，达到百万级次才是可靠的（1百万次允许一次灭菌失败），这也是等离子体达不到的，所以等离子体至今没有EN和ISO的标准，也没有国家标准。

低温蒸汽甲醛灭菌（Low Temperature Steam and Formaldehyde Sterilization，LTSF）：是指以甲醛（常用其35%~40%的水溶液，即福尔马林）为灭菌介质，或者使用2%甲醛溶液，在预设的可控的浓度、温度、压力、作用时间条件下，借助饱和蒸汽的穿透作用，在全自动预真空压力蒸汽灭菌器内完成对医疗器械灭菌的过程。它不同于传统的已被淘汰的甲醛蒸熏法，其灭菌温度为60~78℃，低于100℃，故习惯上称之为"低温蒸汽甲醛灭菌"。

第三章

灭菌监测发展进程

第一节 生物监测的发展进程是怎样的?

生物指示物应用抗力最强的微生物来直接评价灭菌过程的有效性,是植入物灭菌监测和放行的最重要手段。生物指示物的诞生和发展是怎样的?

1. 湿热灭菌理念的形成和发展　18世纪中叶,意大利著名的实验生理学家 Lazzaro Spallanzani 研究发现,密封烧瓶煮沸几分钟还可观察到存活的"微生物",但是经煮沸1小时的烧瓶内则观察不到。他的发现为现代湿热灭菌理念的建立奠定了基础。大约一个世纪后,爱尔兰物理学家 John Tyndall 发现细菌存在热敏感状态和热耐受状态,从而首次阐明耐热芽胞的存在。1875年,Cohn 深入研究了枯草芽胞杆菌的生物学特性,重点阐述了其热抗力属性。19世纪80年代,世界著名的微生物学家、现代病原细菌学的奠基人和开拓者 Robert Koch 在人类历史上第一次应用细菌芽胞作为灭菌监测的工具,进行了一系列实验,研究和确定了干热灭菌和湿热灭菌的参数。1905年,Robert Koch 因在微生物学领域举世瞩目的开拓性贡献,毫无争议地摘走了诺贝尔医学及生理学奖的桂冠。

2. 生物指示物　生物指示物是用于监测灭菌效果的细菌制品,选择对某种灭菌程序有确定抗力的细菌芽胞,接种于特定的载体上。生物指示物广泛应用于灭菌程序认证和日常监测,已在制药、食品工业及医疗卫生机构的工作中发挥了重要作用。

菌片式生物指示物(图1-3-1-1):早期应用的是菌片式生物指示物,将特定种类和数量的芽胞接种于纸质菌片上,置于密封玻璃纸袋中。灭菌循环完成后,将菌片收集转移至微生物实验室进行培养。应由经专业培训具有资质的微生物实验人员进行培养操作,培养过程严格遵守无菌操作技术要求。应用无菌技术打开菌片的玻璃纸外包装,将其转移至无菌培养基中在合适的温度下进行培养。菌片需要培养7天,定期观察培养基的性状,如培养基出现浑浊提示有芽胞存活,灭菌循环存在问题。同时,需要相同批号的未灭菌芽胞菌片和无菌培养基分别作为阳性对照和阴性对照进行培养。阳性对照培养结果应为阳性,提示培养程序和条件合格,芽胞在灭菌前存活;阴性对照培养结果应为阴性,提示培养操作的无菌技术要求符合标准,培养基灭菌合格。由于其培养过程复杂,技术要求高,周期长,容易污染和受外界影响而出现假性结果,目前在医院灭菌监测中很少应用。

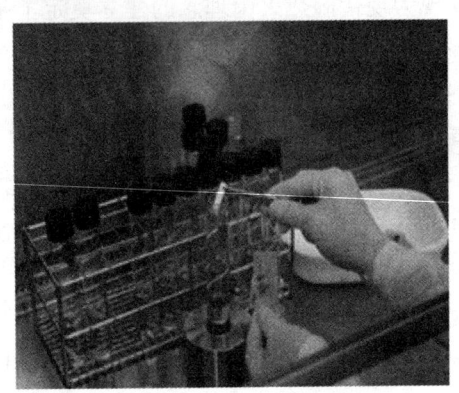

图1-3-1-1 菌片式生物指示物

3. **自含式生物指示物** 20世纪70年代推出了自含式生物指示物,将细菌芽胞生长所需要的培养基与芽胞菌片放置于一个装置中,菌片和培养基安瓿灭菌前相互独立,灭菌暴露后挤碎安瓿,使芽胞与培养基充分接触并在适当的温度下培养,若芽胞未被完全灭活,芽胞生长会产生酸性代谢产物,培养基中所含的pH值敏感指示染料会变为黄色。自含式生物指示物可有效防止外界杂菌的污染,因此只需要做阳性对照。但是因培养周期一般为24~48小时,培养时间较长,已不能适应现代医疗机构越来越快器械周转的需求。

4. 快速自含式生物指示物 20世纪90年代,为适应消毒供应行业的迅速发展,3M公司推出具有里程碑意义的世界第一款快速阅读自含式生物指示物,将生物指示物的培养时间由48小时缩短到3~4小时(图1-3-1-2)。快速生物指示物创造性地应用荧光技术实现培养时间的缩短。

生物指示物培养时间的缩短大大提高了消毒供应中心对器械灭菌和放行的效率,降低了物品召回的风险和成本,在消毒供应行业迅速得到推广。

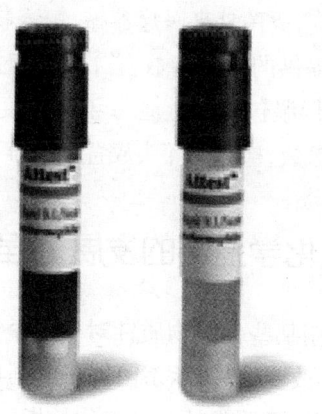

图1-3-1-2 快速自含式生物指示物

5. 极速自含式生物指示物　生物指示物技术领域的发展进一步优化快速阅读技术,于 2013 年在全球出现超级快速生物指示物,将培养时间进一步缩短到 1 小时,将生物指示物快速阅读技术的发展推动到前所未有的高度。极速生物指示物判读原理仍为酶和荧光机制,通过三方面的优化更新,实现进一步缩短培养,为消毒供应中心带来巨大的变化。更短的培养时间,可显著提高器械和病床的周转率,降低购买和租赁器械的需求,缩短手术时间,降低医院成本;灭菌物品可等待生物监测结果再进行发放,更加安全可靠;避免植入物紧急放行所承担的巨大风险;有效降低召回的风险和成本,从而推动消毒供应行业的发展。

第二节　物理监测的发展进程是怎样的?

中国卫生行业标准 WS310-2009 对灭菌质量采用物理监测法、化学监测法和生物监测法进行,监测结果应符合本标准的要求,物理监测不合格的灭菌物品不得发放;并应分析原因进行改进,直至监测结果符合要求。灭菌外来医疗器械、植入物、硬质容器、超大超重包,应遵循厂家提供的灭菌参数,首次灭菌时对灭菌参数和有效性进行测试,并进行湿包检查。应每年用温度压力检测仪监测温度、压力和时间等参数,检测仪探头放置于最难灭菌部位。

第三节　化学监测的发展进程是怎样的?

化学监测:利用某些化学物质针对某一杀菌因子的敏感性,使其发生颜色或形体改变,以指示杀菌因子的强度(浓度)和/或作用时间是否符合灭菌处理要求的制品。化学指示物:国内有包内、包外和 BD 测试;国外的分 6 类(图 1-3-3-1 至图 1-3-3-6)。指示卡的数字分类只做分类使用,每类指示卡都有其特定的作用,并不是数字越大,指示卡越高级。根据不同的监测目的选用不同的化学指示卡。化学指示物不能直接反映微生物是否死亡!

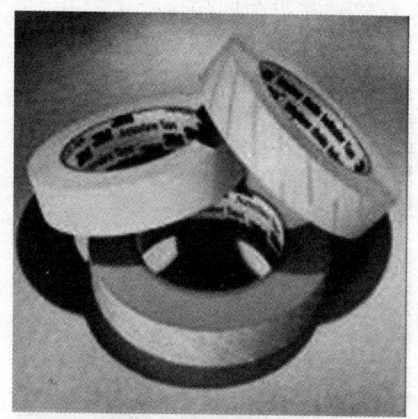

图1-3-3-1 第一类,包外监测

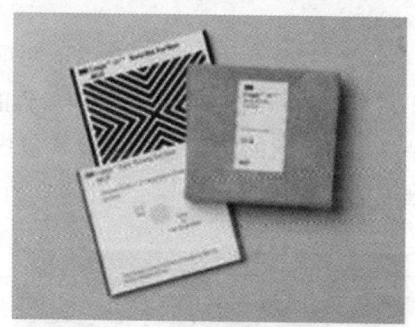

图1-3-3-2 第二类,B-D测试

为什么要做B-D测试?

GB 18282.3规定:B-D测试是对多孔负载医疗保健产品灭菌的高真空灭菌器是否能成功排除空气的测试。B-D测试不一定能证明曾达到灭菌要求的温度,或在灭菌所需时间内保持该温度。WS310.3规定预真空(包括脉动真空)压力蒸汽灭菌器应每日开始灭菌运行前进行B-D测试,B-D测试合格后,灭菌器方可使用。B-D测试一定为空锅状态下的测试,任何的多余负荷将使结果无效。且每次只使用1个B-D测试包。只有这样才能最有效地捕捉冷空气判断灭菌器的排气工作状态。

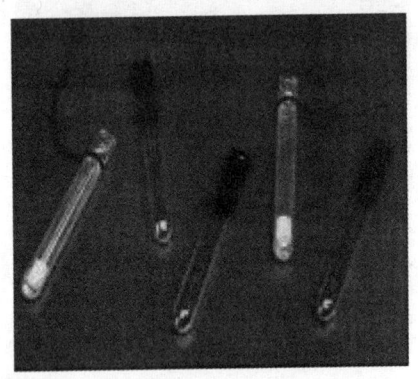

图1-3-3-3　第三类,包内监测

GB 18282.1 规定,多项参数指示物专用于两项或多项参数,它应指出暴露于某个灭菌周期,达到所选各项参数的某些标定值。WS310.3 规定:高度危险性的物品包内应放置包内化学指示物,且将其置于最难灭菌位置。

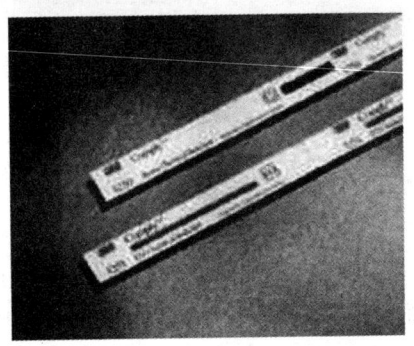

图1-3-3-4　第四类,包内监测

GB 18282.1 规定:综合指示物是一种专用于对各灭菌周期规定范围内所有评价参数起作用的指示物。其标定值是为达到规定的灭菌所要求的,可参照规定的检验微生物所具有的额定 D 值和 Z 值。WS310.3 规定:高度危险性的物品包内应放置包内化学指示物,且将其置于最难灭菌位置。5 类卡的特殊性在于其可以模拟生物指示剂,5 类卡可以监测一个温度段的灭菌过程。ST 79 和 WS310 认为 5 类卡可以作为提前放行的标准,但是仍然需要确认生物监测的结果。

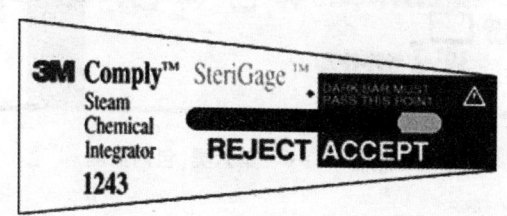

图 1-3-3-5　第五类,包内监测

GB 18282.1 规定:6 类卡是一种专用于对各灭菌周期规定范围内所有评价参数起作用的指示物。其标定值以所选各灭菌周期的设定值为依据。6 类卡的特殊性在于其针对灭菌过程结束点进行监控;6 类卡只能检测 1 个特定温度点的灭菌过程。6 类化学指示卡的使用范围非常有局限性,而且对于灭菌器的要求比较高。如果使用 6 类化学指示剂做常规监测,需要对灭菌器有比较严格的监控,类似于参数放行对灭菌器的要求。世界上只有法国使用 6 类卡比较多。

图1-3-3-6 第六类,包内监测

第四章

我国医疗器械的历史发展进程

第一节 中国医疗器械是如何发展的？

中国是一个具有悠久历史的文明古国，过去很长一段时间里，医疗器械是随着中国传统医学的发展而发展的。早在人类历史最初阶段的石器时代，中国就有砭石出现。砭石是经磨制而成的尖石和石片，可以用来刺激体表某些部位，或刺破浅表血管进行放血，或切开脓包进行排脓等。它是针灸治疗的前身，是最早的医疗器械。到了青铜器时代，约中国的商代（前16世纪—前11世纪）由于冶炼技术的发展，石针也就被金属针取代。相传早在伏羲时就制成了针灸的主要工具——九针，九针包括浅刺的镵针、揩摩的圆针、按压的鍉针、刺烙的锋针、挑割的铍针、刺痛肿痹症的圆利针、缩小的毫针、深刺的长针和火灼的大针。成书于战国时代（前475—前221）的《黄帝内经·灵枢》中。

中国汉代（前206—公元220）张仲景所著《伤寒杂病论》中，还记载了灌肠、熏洗、引导、吹粉、通便等多种医疗器械治病的方法。晋代（265—420）葛洪的《肘后备急方》除介绍了各科的治疗方药外，还介绍了各种灸法，包括拔火罐、拔管子、吸筒等所用简单的医疗器具。这说明在公元二三世纪时，中国的医疗器械有了发展。

到了公元五六世纪的南北朝，已有了对镊子的记载。唐代（618—907）诗人贾岛的诗句"白发无心镊，青山去意多"中也提到了镊子。宋代(960—1279)则进一步发明了医用"镰",即长而有薄棱的类似箭头的钩子。而王惟一则于1027年首先创铸了刻示经络穴位的铜人模型。至此,可以说,已形成了"一针二灸三火罐"的传统医学的医疗器械,以及药物外治疗器具的系列了。

到了元代(1206—1368),制造工艺已经很发达了,当时就有了医用刀、剪锥、凿、烙的器械,与近代的外科手术器械相似。明朝(1368—1644)的宋应星的《天工开物》中,则记载了锤、锻、铸造工艺,以及锥、锯、凿、针和陶瓷的制造工艺。

至明清(1368—1911)两代,医疗器械又不断发展,使用了银莨、磁烽、通脓管、喉针、舌压、钩针、治管等器械,以及药布、药棉、药巾、药带、药袋、药包等卫生材料和敷、贴、吸、灌、熨等治疗器具。

由此可见,在中国古代,经过了几千年的发展,已经开创了具有中国特色的、以针灸为基础的治疗器械,并形成了手术器械相类似的简易医疗器械系列。

20世纪40年代,在极其困难的时期,解放区建立了一些医疗器械生产厂,有的还是随部队一起行动的"马背工厂"。当时,在山东的胶东地区建立的制药厂,除生产药品外,还生产一些简单的手术器械。1948年迁至山东张店,扩大为华东新华制药厂,下设6个厂,其中第二厂是医疗器械厂、第五厂是敷料厂、第六厂是玻璃厂。第二厂有职工287人,生产医用镊、止血钳等。后来,在东北也建立了医疗器械厂,并在1949年11月扩建为东北医疗器械厂,有职工331人,生产刀、剪、钳、镊4个品种的医疗器械。据统计,截至1949年10月,全国的医疗器械年产量仅为200万元人民币(相当于100万美元)。

第二节 医疗器械的材质是怎样发展的?

近年来,临床医学迅速发展,分工细化,各种介入性诊断、治疗方法广泛开展,微创手术、移植或置换等诊疗技术普遍应用,在提高医疗水平的同时也增加了患者发生医院感染(医源性感染)的风险。科学技术助力诊疗技术的发展,二者相互交融,使诊疗器械从以往单一的金属材质发展为集光学、电子等技术于一身,并由混合材质(金属、塑胶等)构成的复合型产品,结构复杂,管腔类器械增多,增加了清洗、消毒、灭菌的难度。

第五章 腔镜的历史发展进程

20世纪末期电视腹腔镜技术的诞生,使传统外科治疗模式发生了巨大变革,外科医师面临着内镜技术的巨大挑战,他们不得不接受微创外科的洗礼,这也使外科医师的培养发生了变化。电视腹腔镜技术是几代人奋斗的结果,它的发生、发展经历了一个漫长的历史过程。

第一节 腹腔镜的起源是什么时候?

19世纪末,德国德累斯顿外科医生Georg Kelling为了测量胃的容积,在动物和人尸体上进行了100多项实验。他把空气注入胃内并准确地测量出将胃充满所需的气体量。胃充气实验的成功促使Kelling想用更直接的办法来检查胃,于是运用Nitze发明的光学系统,Kelling设计了一种新的内窥镜,该内窥镜近端为硬质部分而远端为软质部分。为了检查胃肠吻合口的活力,Kelling还进行了高压胃肠充气实验。

20世纪初,Kelling将其注意力集中到胃肠道出血问题上。当时胃肠道出血对多数病人而言是致命的,由于难以确定出血的部位,当时唯一的方法是剖腹探查。受那个时代技术条件的限制,剖腹探查术会使患者的病情进一步恶化。Kelling建议采用一种非手术治疗方法:将空气注入腹腔,他称其为"lufttamponade"(空气填塞法)。Kelling在狗身上进行了大量的实验,证明该方法安全有效。虽然他想在患者身上尝试这种方法,但患者及家属没有给他这个机会。

1804年,德国人Bozzini首先提出了观察人体内脏器官的构想,并于1806年制造了第一台被其称为"Lichtleiter"的器械,他也因此被称为第一个内窥镜的发明者。但由于这一器械使用蜡烛作为光源,因而从未在人体上使用过。当时人们并不了解这一发明的意义,倒是Vienna医学委员会在评估后,认为其有"不适当的求知欲"而对他进行了惩罚。

1853年,法国外科医生Desormeaux第一个将Bozzini的"Lichtleiter"改进后用于患者,因此有人称他为"内镜之父"。他使用的仪器是一个由镜面和透镜组成的系统,主要用于泌尿系统疾病患者。光源为燃油的火焰,烧伤也成为了当时的主要并发症。

1877年Nitze与人合作设计了直接插入膀胱的内镜,并不断改进,尤其是在采用了Edison发明的灯泡后,1879年膀胱镜正式问世。

第二节 诊断腹腔镜时代(1901—1933)

1901年俄罗斯圣彼得堡的妇科医师Ott首先介绍了在一位孕妇腹前壁上做一个小切口,插入窥阴器到腹腔内,用头镜将光线反射进入腹腔内来观察腹腔内脏器,并称这种检查为腹腔镜检查。这就是腹腔镜的萌芽,从而开辟了腹腔镜的历史。同年德国的外科医师Kelling在德累斯顿首次用过滤的空气在狗身上制造气腹并插入腹腔镜进行腹腔内检查,并称这种检查为腹腔镜的内镜检查。

1910年瑞典斯德哥尔摩的Jacobaeus首次将腹腔镜技术应用于临床,几年后他便为69位病人做了115次腹腔镜检查。他是第一位描述肝脏转移癌、梅毒、结核性腹膜炎病变的研究者,并将此举命名为腹腔镜检查术(laparoscopy)。

1911年美国约翰·霍普金斯医院的外科医师Bernhein经腹壁的切口把直肠镜插入腹腔,用发射光做光源。

1912年Nordentoft报道腹腔镜检查时Trendelenburg位(即头低足高位),并设计了穿刺锥鞘。

1920年美国的Orndoff制造了梭形穿刺锥。

1924年美国堪萨斯的内科医师Stone用鼻咽镜插入狗的腹腔进行观察,他发明了一种橡胶垫圈帮助封闭穿刺套管以免操作中漏气。

1929年真正针对性腹腔镜检查术的发明者是德国的胃肠病学家Kalk,他发明了一种直前斜视135°的透镜系统。而他在1928年已经发明了斜面为45°的腹腔镜。他被认为是德国的诊断肝脏和胆囊疾病的腹腔镜检查术的奠基人。他于1929年首先提倡用双套管穿刺针技术。

第三节 手术腹腔镜时代(1933—1986)

1933年普通外科医师Fervers首次报道了腹腔镜下肠粘连松解术。当时他以氧气制造气腹,用电刀松解粘连,由于氧的助燃性,当他接通电流时,腹腔内立刻发生了爆炸。因此,他是第一个建议把做气腹的气体由空气或氧气改为二氧化碳气体的人。其原因是,二氧化碳气体不助燃,被腹膜吸收后容易从肺中排出,并且二氧化碳进入血管形成气体栓塞的治疗比空气或氧气形成的气体栓塞治疗容易。

1934年John Ruddock介绍了带有活检钳及单极电凝的腹腔镜系统。

1936年德国的Boesch第一个用腹腔镜单极电凝技术进行输卵管绝育术,标志着妇科治疗性腹腔镜的开始。在后来被双电极电凝及机械方式绝育术所取代。

1938年匈牙利的外科医师Veress介绍的一种注气针一直沿用至今（即Veress气腹针）。此针针芯前端圆钝、中空、有侧孔，通过针芯可以注气、水和抽吸。针芯的底部有弹簧保护装置，穿刺腹壁时针芯遇到阻力缩回针鞘内；一旦锐利的针鞘头进入腹腔内，阻力消失，针芯因尾端弹簧的作用而凸入腹腔，防止针鞘锐利部分损伤内脏。

1952年Fourestie发明了冷光源，解决了热光源引起术中腹腔脏器热灼伤的问题。1956年Frangenheim使用玻璃纤维作为腹腔镜的光传导体使光损失更少，腹腔镜光照度更大，图像变得清晰。1964年德国妇产科医师Kurt Semm发明了自动气腹机，为腹腔镜外科的发展奠定了坚实的基础。

1961年妇科医师Palmer和Imemdioff系统地报道了他们成功实施腹腔镜输卵管结扎绝孕术的经验，并为世界所公认。

1962年Palmer普及了腹腔镜单电极电凝输卵管绝育术，该手术虽然很有效，但出现了一些邻近器官被灼伤的并发症。

1972年美国妇科腹腔镜医师协会计划在以后几年中要完成近50万例的腹腔检查，这种检查法已被妇科医师广泛接受。洛杉矶的Cedars-Sniai医学中心有近1/3的妇科手术使用了诊断或治疗的腹腔镜技术。同年美国妇科腹腔镜协会成立，在短短几年内参加成员达4000余名，完成腹腔镜绝孕术几百万例。

1975年Cuschieri开始巩固并宣传腹腔镜的价值，使腹腔镜技术逐渐成为诊断宫外孕、慢性腹痛、肝病的有价值的方法，尤其成为诊断妇科疾病的一种重要手段。

1980年9月12日德国妇产科医师Kurt Semm教授首次成功地用腹腔镜技术进行了阑尾切除，将腹腔镜技术率先引入外科手术治疗领域。遗憾的是，腹腔镜技术在普通外科却遭到冷落，仅有少数人对应用腹腔镜进行腹内脏器切除感兴趣并进行了动物实验。1985—1986年，美国、英国、德国、法国等欧美国家的学者都各自进行了腹腔镜胆囊切除的动物实验研究。

1986年Cuschieri开始作腹腔镜胆囊切除术的动物实验。1988年首届世界外科内镜代表会议上他报告了一例实验动物用腹腔镜施行胆囊切除术获得成功,于1989年2月应用于临床。

第四节 现代腹腔镜时代(1987年至今)

1986年微型摄像机开始融入医学界,摄像机和腹腔镜的连接给内镜外科带来了盎然生机,使腹腔镜技术发生了革命性的变化,产生了质的飞跃。它把腹腔镜图像传送到监视器上,使视野更加宽阔,图像更加清晰;更重要的是术者和助手等均可同时观看病变,助手能配合术者共同完成腹腔镜操作。这拓宽了腹腔镜的应用范围,促进了腹腔镜外科的发展(图1-4-4-1)。

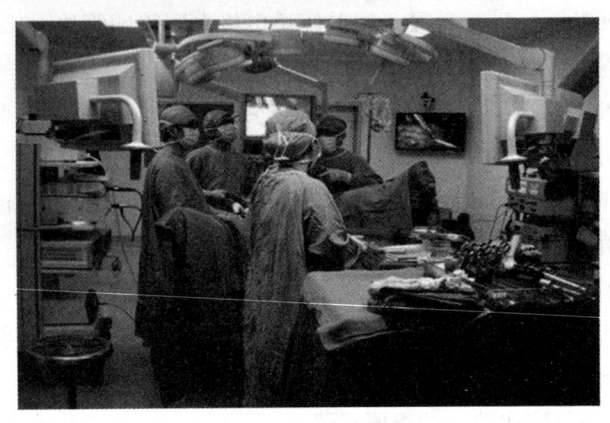

图1-4-4-1 腹腔镜手术

1987年3月15日法国里昂妇科医师Phifippe Mouret为一位女病人施行腹腔镜盆腔粘连分离后,又切除了有结石的胆囊,完成了世界上首例临床腹腔镜胆囊切除术(LC),但未报道。

1988年5月,巴黎的Dubois也成功地开展了腹腔镜胆囊切除术,并首先在法国发表论文,介绍了36例LC手术经验,在1989年4月举行的美国消化内镜医师协会的年会上放映了手术录像,一举轰动了世界。随后LC在德国、荷兰、英国、比利时等国家相继开展,掀起了腹腔镜胆囊切除的热潮。

1989年,Querleu率先开展腹腔镜下盆腔淋巴结切除术,盆腔重建术及早期妇科恶性肿瘤的手术亦可在腹腔镜下完成。

第五节　我国腹腔镜的发展

20世纪90年代,LC的旋风迅速刮到了亚洲,1990年2月新加坡开展了亚洲第一例LC。

1991年2月19日,云南曲靖地区第二人民医院荀祖武医师完成中国首例LC,此后该技术在北京、天津等地相继开展并迅速传播到全国。

1993年张爱容等完成我国第一例腹腔镜下子宫切除术。同年北京医科大学第三医院王秋生等在探索腹腔镜胆肠吻合内引流术的研究中,自行设计了一套非气腹装置,并于1994年应用于临床,实施了非气腹腹腔镜胆囊切除、疝修补以及腹腔镜辅助的结直肠手术、胃大部分切除术。尽管这些手术的远期疗效尚待观察,但是手术本身的成功却充分显示了腹腔镜外科强大的生命力。

在1995年召开的上海国际腹腔镜外科研讨会上,中华医学会外科学会腹腔镜外科学组正式成立。

1998年李光仪开展了我国大陆首例腹腔镜下广泛性全子宫切除术及盆腔淋巴结切除术。

第六节 腹腔镜外科发展史上的里程碑

1901年,George Kelling:用空气造气腹,通过"Koelioskopie"(体腔镜)观察狗腹腔。

1911年,H. C. Jacobaeus:观察腹水患者的腹腔。

1918年,O. Goetze:设计自动气腹针。

1929年,Heinz Kalk:设计135°视角的窥镜,运用双套管针穿刺技术。

1934年,John Ruddock:设计带有活检钳及单极电凝的腹腔镜系统。

1938年,Veress:设计弹簧气腹针。

1952年,Fourestier:制造出"冷光源"玻璃纤维照明装置。

1952年,Hopkins:设计柱状石英腹腔镜。

1960年,Kurst Semm:设计自动气腹机。

1987年,Philippe Mouret:完成世界上第一例电视腹腔镜胆囊切除术。

1991年,荀祖武等:在我国第一次报道电视腹腔镜胆囊切除术。

1994年,机器人手臂用于腹腔镜手术。

1996年,腹腔镜手术第一次通过因特网进行直播。

第七节 腹腔镜外科发展的未来

随着腹腔镜外科的发展,目前我们所面临的问题已不是腹腔镜能够做什么手术,而是就某一种疾病而言,腹腔镜手术与传统开腹手术相比,哪一种对患者更有利。腹腔镜外科只是外科历史长卷中的一章,随着高科技的飞速发展,腹腔镜技术本身更趋现代化,模拟手、机器人、网络化代表了腹腔镜技术的几个发展方向。也许有一天外科医生将在更精细的水平,如细胞、分子水平来进行手术,以修改某些基因或改变某些成分。

第六章

外来器械的发展过程

在骨科疾病的诊疗技术中,手术是主要的治疗手段之一。早在1893年,兰恩(WA. Lane)即首先应用钢制接骨板和螺钉固定骨折部位。到1950年,约翰·查恩雷(John Charnley)提出并设计了"金属-聚乙烯"全髋关节置换术假体。我国的第一个骨科专业成立于1921年,临床逐步开展骨折治疗、畸形矫正、关节成形等手术;到20世纪40年代后期骨科队伍有了较大的发展,骨科在各大医院成为了一门独立的专业学科。随着医学技术的发展,诊疗技术日新月异,治疗理念的进步更促进了手术器械和植入物结构与材料的不断变革。骨科手术器械与植入物不断推陈出新,具有材料多样、结构复杂、价格昂贵的特点,且基于术式的特异性高,尤其是与植入物配套的器械专一性强,在同一家医院的使用频率相对较低。因此,医院不把这类器械作为常规采购器械(医院自备器械),而是通过由器械公司提供或租赁给医院临时使用;并在各家医院循环流转,实现资源共享,以此来满足各类骨科手术的需要。

2009年4月国家卫生计生委颁布了医院消毒供应中心(CSSD)的三项强制性规范(WS310-2009),首次从国家层面对外来器械及植入物提出由CSSD集中管理的要求。

2016年12月修订颁布的WS310-2016规范,对外来医疗器械及植入物从管理上、技术上进一步强调了医院、器械供应商、CSSD的职责和要求,并要求完善制度、建立流程、专岗负责和开展专项培训。

1. 什么是外来医疗器械?

WS310.1-2016 3.8 定义的外来医疗器械:由医疗器械供应商租借给医院,可重复使用,主要用于与植入物相关手术的器械(图1-6-1)。

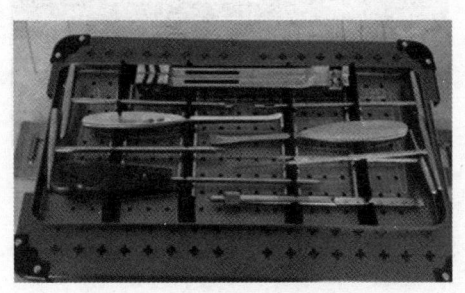

图1-6-1　外来医疗器械

2. 什么是植入物?

WS310.1-2016 3.7 定义的植入物:放置于外科操作形成的或者生理存在的体腔中,留存时间为30天或者以上的可植入性医疗器械(图1-6-2)。

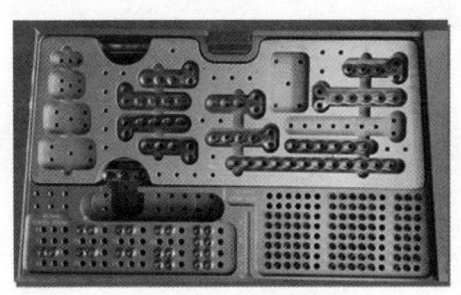

图1-6-2　植入物

3. 常见的植入物有哪些?

常见的植入物有块、棒、空心钉、髓内钉、锁定钉、钢板等(图1

-6-3)。

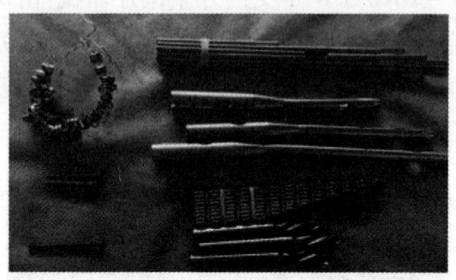

图1-6-3 髓内钉等植入物

第二篇

常用操作质控指引

第一章
6S 精益管理在消毒供应中心质量控制中的应用

1. 为什么要在消毒供应中心进行 6S 管理？

为了更好地为临床服务，消毒供应中心开展以人为本的 6S 精益管理，创造一个整洁、安全、高效、明亮的工作环境，最大程度地提高工作效率和工作质量，提高人员素养，并降低成本。

6S 起源于日本，是指在现场对人员、机器、材料、方法、环境等生产、工作要素进行有效的管理，是在日本企业广泛流行的一种管理方法，也是现代组织行之有效的现场管理理念和方法。1955 年日本提出"2S"，即整理、整顿，"安全始于整理整顿，终于整理整顿"。1986 年日本的 5S/6S 专著逐渐问世，从而对整个现场管理模式起到了冲击的作用，并掀起 5S/6S 的热潮。现在，6S 不但在日本流行，而且已经掀起世界企业学习与应用的潮流。

2. 6S 管理内容有什么（图 2-1-1）？

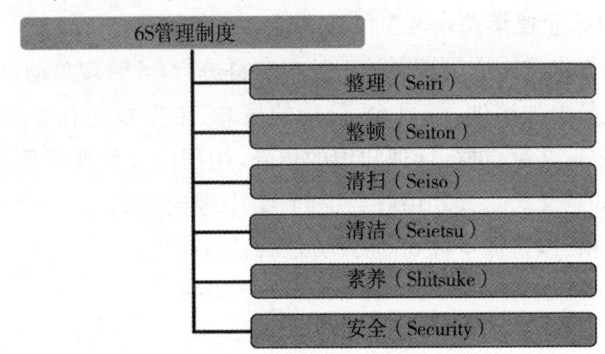

图 2-1-1　6S 管理制度

6S管理模式作为一种实务管理模式,因其通俗的理念和有效的方法,可以降低组织的成本,提高效率,提升士气和增强竞争力,而被广泛用于管理中。6S会让工作更快捷、准确、高效、安全,通过查阅大量书籍、文献、循证后,把6S精益管理运用到消毒供应中心,具有重要的现实意义。着重研究6S精益求精的系统化方法,提升推行6S精益化管理,使消毒供应中心各项工作都得到了较大提升。科室的环境彻底改观,物品整齐定量摆放,环境干净整洁,线路整齐美观;文件资料归入文件盒,标识清楚,易寻易取,个人用品减到最少;工作服、个人日用品等整齐摆放;办公室、工作区、通道整洁明亮;工作人员集思广益,想方设法去除顽疾,增强了归属感和荣誉感,自我价值实现与医院发展得到了统一。

随着6S管理的逐步深化,上升到提升员工个人素质和修养,从而提升医疗质量和安全的高度。工作人员时刻保持严谨务实、医德高尚、作风优良的工作态度,养成了一种良好的职业素养,逐步形成了具有医院自身特色的医院文化。

3.6S目标如何设定?

经会议通过,护理部批准,消毒供应中心针对去污区、检查包装区、无菌物品存放区、辅助区域、设备管理、库房6个区域进行6S精益管理,提高质量控制,提升团队整体素养。

4.6S管理模式如何宣传与培训?

消毒供应中心管理者护士长在全科进行6S管理总动员,组织全体人员参加培训,学习6S管理的概念、工作核心和实施方法。查阅书籍、文献,进行管理知识的更新,用国内外经典案例说明开展6S的意义。每天利用晨会提问,集中理论考试,直至全体成员考核合格,以督促掌握6S管理方法并认真落实。

5. 消毒供应中心6S推进方案如何建立(表2-1-1)？

表2-1-1 消毒供应中心6S推进方案

序号	实施阶段	工作任务
1	培训、评估	进行全员6S培训,成立推进小组,依据现场检查表的相关内容对现场进行拍照评估,各小组提出改善提案,按照实施目的,针对出现的问题对小组人员及时培训,强化工作人员的问题意识,提交改善提案报告书。
2	实施	整理:要与不要,一留一弃;整顿:科学布局,取用快捷;清扫:清除垃圾,美化环境;清洁:清洁环境,贯彻到底;素养:形成制度,养成习惯;安全:安全操作,以人为本。据此制定6S的检查与考核方法,制定要与不要的标准,清理现场,对各区域彻底清扫,完善标识,提高贯彻实施,养成良好工作习惯,保障安全。
3	效果评价	各区域制定6S标准,建立管理制度,依据考核表量化考核,对效果进行检查与整改,全体工作人员进行保持效果的素质训练。
4	检讨与改进	发现本期活动存在的缺陷,持续改进,拟定下期活动主题。
5	标准化建立与推广运用	建立标准化的制度,建立设备的操作流程、培训制度、考核标准及应急预案,建立消毒供应中心6S管理模版,向全院及整个地区消毒供应中心推广应用。

6. 6S管理如何实施？

人员分工及职责:实施三级管理体系,即护士长—组长—小组长和成员,根据职称、学历、能力、协作精神等因素由科室全体人员推荐2名组长、6名小组长,全科人员共同参与。护士长负责6S管理模式工作计划的制定、实施、检查;将科室工作重点分为6个方面:去污区、检查包装区(包括敷料区)、辅助区域、无菌物品存放区、设备管理、库房,由6位小组长分别负责。护士长指导组长进行分配,每月检查小组完成情况,及时发现问题,及时整改。小组长根据自己负责范围对小组成员进行分工,与组长共同制定各级工作职责、工作流程与工作标准,督促小组成员严格执行6S管理规范,并每周检查小组工作完成情况。

7. 6S方案如何执行?

整理:将去污区不要的或报废的车辆、物资清出工作场所,损坏车辆报修。

整顿:将必需品按规定整理归位,定数量、定点放置、定好标识。在去污区显眼处粘贴警示标语(预防碰撞、小心地滑)。

清洁:组员每日检查区域车辆、桌面是否每班使用后清洁完毕。

清扫:组员每日检查区域卫生,督促保洁员彻底清扫垃圾,严格医疗垃圾分类,杜绝医疗废物污染。

素养:每班清点去污区物资,清洁所使用设备、环境,整理干净后进行交接班,人人知晓、人人遵守,自觉维护。

安全:各类仪器设备及物品定点分类放置,摆放有序,各种标识明确,制度健全。

8. 实施步骤

对各区域目前现状进行评估,头脑风暴,应用鱼骨图管理工具找出存在的问题,分析发生原因,用特性要因图进行要因评价;各组由组长带领提出PDCA改善提案交科室质量管理小组审批后,制作柑特图明确进度;设置检查评分表,每周进行检查,推进巩固6S进度;制作柏拉图进行改善前后对比(图2-1-2),激励科室员工保持6S的成果。

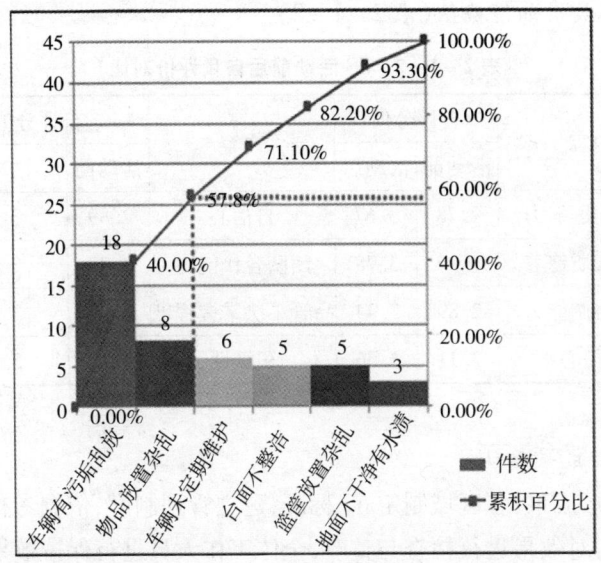

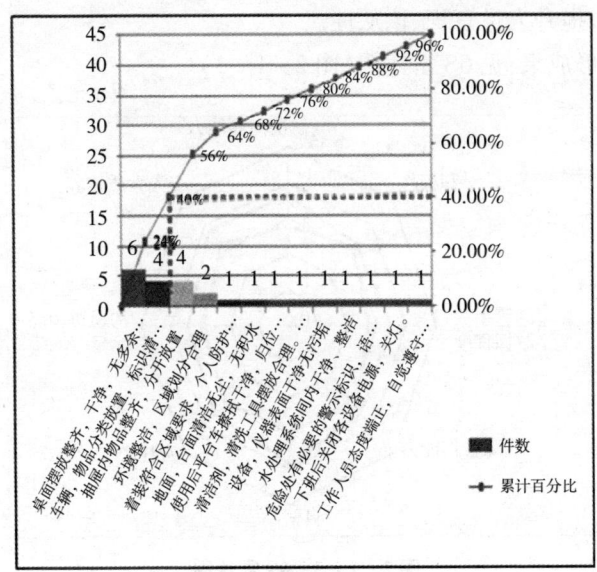

图2-1-2 柏拉图

9. 效果如何确认(表2-1-2)

表2-1-2 6S活动前后自我评价对比

内容	自评分值		内容	自评分值	
	活动前	活动后		活动前	活动后
解决问题能力	2.78	3.67	自信心	2.89	3.89
个人素质修养	3.22	3.78	团队合作能力	3.22	3.44
沟通协调能力	2.89	3.44	品管手法掌握程度	2.67	3.44
责任心	3.11	3.56	积极性	3.11	3.22

10. 成果确认

有形成果:各区域制定6S标准,建立管理制度,依据考核表量化考核,对效果进行检查与整改,全体工作人员进行保持效果的素质训练,提升人员意识、依从性。

无形成果:见6S雷达图(图2-1-3)。

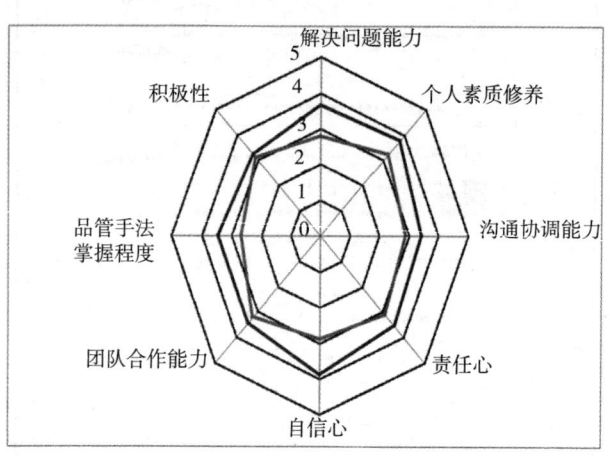

图2-1-3 6S雷达图

第二章

结构-过程-结果质量评价模式在消毒供应中心的应用

1. 什么是结构-过程-结果三维质量评价模式？

1966年，美国学者Avedis Donabedian提出了医疗服务质量的三维内涵、医疗质量的三大方面：structure，process，outcome……，即"结构—过程—结果"模式，用于评价卫生体系的质量。1998年，美国护士协会（American Nurses Association，ANA）基于Donabedian结构过程结果模式率先提出了护理敏感性质量指标的概念，ANA创建了美国护理质量指标国家数据库（National Database of Nursing Quality Indicators，NDNQI），并以此为平台，对护理行为所能影响的、最重要的质量指标进行数据的收集和整合，在Donabedian结构过程结果模式的广泛研究中，大多数学者注重对结果和过程的评价，并普遍强调结果评价的重要性。在护理方面，国外学者主要将该理论应用于照护服务项目的方案设计、评估等；在我国，随着护理学科的不断发展，各种理论也不断应用于护理研究中，Donabedian质量三维理论在护理质量评价体系的构建中也得到广泛应用。

2. 消毒供应中心如何建立三级指标质量评价模式？

根据美国学者Donabedian提出的"结构—过程—结果模式"，将一级指标设置为"结构"、"过程"、"结果"三项，二级指标建立在结构环节、过程环节、结果环节上的质量控制指标，结构指标可以有规章制度、人员安排、环境、设备、设施及耗材，过程指标：转运、保护、回收、清点、分类、清洗、消毒，结果指标：清洗质量监测、消毒质量监测,质量指标的确定。

3. 结构指标如何建立?

可建立规章制度、应急预案、环境、设备、设施及耗材等指标。

规章制度:建立健全并落实以下规章制度(核心制度):交接班制度、查对制度、消毒隔离制度、质量管理及监测制度、设备管理制度、器械管理制度、职业安全防护制度、质量控制与可追溯制度、不良事件管理制度、安全管理制度、库房管理制度、工作人员手卫生制度、一次性使用无菌医疗用品的管理制度、考核制度、与临床定期沟通制度等。

应急预案:停电应急预案、停水应急预案、停气应急预案、火灾应急预案、锐器伤应急预案、灭菌物品质量缺陷应急预案、信息系统故障(瘫痪)应急预案、设备故障紧急处理预案、生物检测阳性应急预案及突发事件等紧急预案。

人力资源管理:医院应根据消毒供应中心的工作量及各岗位需求,配置与医院规模相适应的护士、消毒员和其他工作人员。人员总数与床位之比应达到$(1.5 \sim 2):100$。CSSD的工作人员应当接受与其岗位职责相应的岗位培训,正确掌握相关知识与技能。消毒员应持有效的压力容器上岗证。

科室有质量控制体系,成立质量控制小组,由具备相应能力的工作人员专人负责质量控制管理工作,明确其岗位职责。应建立CSSD工作人员的继续教育制度,根据专业发展,开展培训,更新知识。科室有质量控制体系,成立质量控制小组,由具备相应能力的工作人员专人负责质量控制管理工作,明确其岗位职责。

环境:建筑面积应符合医院建设方面的有关规定,并兼顾医院未来发展规划的需要,位置接近手术室、产房和临床科室,使用密闭车辆或密封容器运送,或与手术室有物品直接传递通道,周围环境应清洁无污染源。严格划分辅助区域和工作区域,区域之间布局合理、划分明确、标识清楚。各区必须分开,有实际屏障相隔,有各自的设备配置、各自范围和功能。光线充足,通风良好。工作区域温度、相对湿度、机械通风换气次数及照明符合相关要求。

设备、设施及耗材:

去污区:应配有污物回收器具、分类台、手工清洗池、压力水枪、压力气枪、超声清洗装置、干燥设备及相应清洗用品等。处理手术器械必须配备机械清洗消毒设备。应配有相应水处理设备,水质定期有检测,并符合相关水质标准。

检查、包装及灭菌区:应配备带光源放大镜的器械检查台、包装台、器械柜、敷料柜、医用热封机及清洁物品装载设备等。灭菌设备应配备压力蒸汽灭菌器、无菌物品卸载设备等。各类灭菌设备应符合国家相关标准和满足工作需要。

无菌物品存放区:应配有无菌物品卸载设备、无菌物品存放设施,配有全密封运送器具等。在无菌存放区,应设有手卫生设施(或快速手消)。一次性物品应除外包装后在消毒供应中心存放,应独立存放间,有相应的存放架、存放柜等。

防护用品:根据工作岗位的不同需要,应配备相应的个人防护用品,包括圆帽、口罩、隔离衣或防水围裙、手套、专用鞋、护目镜或防护面罩等。去污区应配置洗眼装置。

耗材:清洁剂、消毒剂、洗涤用水、润滑剂、包装材料、消毒灭菌材料均应符合相关要求并在有效期内使用。

4. 过程指标如何建立?

过程指标可建立转运、保护、回收、清点、分类、清洗、消毒、干燥、检查与保养、包装、装载、灭菌、卸载、存放、发放等。

回收要点:将重复使用诊疗器械与一次性使用物品分开,一次性医疗废物,不得返回 CSSD,不应在诊疗场所对污染的器材进行物品清点。

分类要点:应在 CSSD 的去污区根据器械物品材质、精密程度等进行分类、清点、核查、登记。

清洗要点:按照规范流程进行,酶液、除锈剂、润滑剂等配比正确,清洗方法选择正确。

消毒要点:清洗后的器械、器具和物品应进行消毒处理。首选热力消毒。

干燥要点:首选干燥设备进行干燥处理,应根据器械的材质选择适宜的干燥温度,如金属类干燥温度 70~90℃,塑胶类干燥温度 65~75℃不应使用自然干燥方法。

检查与保养要点:器械包装前对每件器械、器具和物品进行检查。一般器械采用目测方法,精密器械使用带光源放大镜进行检查,带电源器械应进行绝缘性能等安全性检查。应使用润滑剂对器械进行保养,不应使用石蜡油等非水溶性的产品作润滑剂。

包装要点:包装前确保器械数量、种类、规格准确无误再进行包装。包装应确保其闭合完好性与包装完好性,封包胶带长度应与包装大小、重量相匹配,超大超重包宜由器械厂家提供说明书,经询证后制定合理标准。

装载要点:使用专用灭菌架或篮筐装载待灭菌物品,灭菌包之间留有间隙。

灭菌要点:根据消毒物品材质选择合适的灭菌方法,使用压力蒸汽灭菌器灭菌时各项参数选择适合 WS310.2-2016 要求。

卸载要点:从灭菌器中卸载物品冷却时间应>30分钟,且温度降至室温时方可进行卸载。每批次均应确认灭菌过程合格、包外、包内化学指示物合格,检查有无湿包现象。

存放要点:存放区要有专人管理,灭菌后物品应分类、分架存放,位置固定,标识清楚。

发放要点:发放无菌物品遵循先进先出的原则,要在专用发放口进行发放,具有可追溯性。发放时应确认无菌物品的有效性。

5. 结果指标如何建立?

建立清洗质量监测、消毒质量监测,灭菌质量监测、质量控制过程的记录与可追溯要求等指标。

清洗质量监测要点：采用目测或借助带光源放大镜检查，清洗后的器械应光洁，无污渍等残留。每月应至少随机抽查3~5个待灭菌包内全部物品的清洗质量，检查的内容同日常监测，并记录监测结果。清洗消毒器应每批次监测物理参数及运转情况并记录。新安装、更新、大修等应进行清洗质量检测，合格后方可使用。

消毒质量监测要点：湿热消毒 应监测、记录每次消毒的温度与时间或 A_0 值。监测结果应符合 WS310.2 的要求。应每年检测清洗消毒器的温度、时间等主要性能参数。结果应符合生产厂家的使用说明或指导手册的要求。化学消毒：应根据消毒剂的种类特点，定期监测消毒剂的浓度、消毒时间和消毒时的温度，并记录，结果应符合该消毒剂的规定。

灭菌质量监测要点：对灭菌质量采用物理监测法、化学监测法和生物监测法进行，监测结果应符合 WS310.3-2016 标准的要求。

质量控制过程的记录与可追溯要求：应建立清洗、消毒、灭菌操作的过程记录，内容包括：应留存清洗消毒器和灭菌器运行参数打印资料或记录；应记录灭菌器每次运行情况，包括灭菌日期、灭菌器编号、批次号、装载的主要物品、灭菌程序号、主要运行参数、操作员签名或代号及灭菌质量的监测结果等，并存档。应对清洗、消毒、灭菌质量的日常监测和定期监测进行记录。记录应具有可追溯性，清洗、消毒监测资料和记录的保存期应≥6个月，灭菌质量监测资料和记录的保留期应≥3年。

第三章
工作坊培训模式在消毒供应中心的应用

1. 什么是工作坊?

工作坊(workshop)是围绕需要解决的主题,提供人们共同参与的场景与过程,激发参与者参与创造和共同解决问题的一种讨论方式,通过体验-反思-总结-实践的方式来设计工作坊,使参与者在体验中收获知识和技能。为帮助提高参加培训各医院人员对消毒供应新规范的理解,指导如何解决工作中遇到的问题,提高服务能力,改进工作质量,在举办的多期国家级及省级继续医学教育项目中举办消毒供应工作坊。

2. 工作坊培训模式如何建立?

"工作坊"一词最早出现在教育与心理学的研究领域之中。在1960年代美国的劳伦斯·哈普林则是将"工作坊"的概念引用到都市计划之中,成为可以提供各种不同立场、族群的人们思考、探讨、相互交流的一种方式,甚至在争论都市计划或是对社区环境议题讨论时成为一种鼓励参与、创新以及找出解决对策的手法。工作坊培训模式的特点为:不是着重于单一的教授理念,而着重于实践体验;传统培训讲授模式多数以单向灌输形式学习,工作坊模式不仅强调引导师的资讯分享,更强调学员多元互动,使思想与观点的交流更充分。工作坊每次聚焦1个或2~3个关联性强的主题,通过引导师的集中分享,引导全员充分参与互动。

3. 工作坊培训方法如何建立?

明确工作坊主题,做好前期准备工作:本期工作坊主题设计为包装灭菌、腔镜清洗、信息质量管理系统3个活动主题,围绕主题进行深入和横向相关知识的探讨与实际操作,以达到工作坊活动的目标。根据工作坊的主题组建工作小组并确定引导师。工作小组的任务为制定工作坊活动的方案,包括参加人员的范围、活动场地、形式、用物;查找与主题相关的专业资料、规范、行业标准、数据及相关研究进展等知识;引导师由在该主题有丰富实践经验并取得一定研究成果,副主任职称及以上的人员担任,引导师采用各种方法启发小组成员进行反思和提出解决问题的方法,引导大家沿着主题的路径进行思考和讨论。由于引导师这个角色的存在,使得工作坊与一般的研讨会或者头脑风暴等活动有了本质的区别。

内容的设计与安排:依据2016年新发布的医院消毒供应中心管理规范,以及工作中常遇到的难点关键点问题,设计包装灭菌、腔镜清洗、信息质量管理系统3个活动主题,让参与人员从医院的不同需要和条件,自主选择参与不同的工作坊。把活动地点放在CSSD及示教室,不设讲台,将所需设备和器械搬进会场。引导师与小组成员面对面,增加互动交流。积极鼓励参与人员提问及发言,营造宽松的活动氛围。

工作坊培训方法:确定工作坊的主题后,按照参加培训人员的自愿选择,分为包装灭菌、腔镜清洗、信息质量管理系统3个主题进行。在工作坊培训模式中,通过思想感悟和活动体验两种形式来体现,因此结合本次新规范发布的要点及实际工作中遇到的难点来进行。在所开展的培训主题体现团结合作、团队精神,在开展初始阶段通过每一个参与者的自我介绍拉近互相的距离,让学员之间增加了解,促进合作,营造团队气氛;引导师助手可以选择学员角色扮演的形式,安排在特定的情景对培训内容提问,引发学员头脑风暴,引导师集思广益,提出更深层次的问题。让参与者对问题的解决有清晰的思路。

4. 消毒供应中心设置哪些工作坊?

包装灭菌工作坊：该工作坊参与人员均具有包装灭菌工作经验，首先带领参与者到灭菌器旁，参与者可以看着灭菌器介绍自己的操作方法，大家进行点评和讨论，引导师在过程中进行引导与点评。由现场回到示教室，引导师对标准的灭菌过程图示、脉动真空灭菌器—测漏图示、B－D试验进行详细讲解，带领各学员针对一些案例趋势图图示进行分析，并提出解决方案，学员的灭菌过程趋势图判读率得到快速提升。在压力蒸汽灭菌的监测中，针对规范中应每年用温度压力检测仪监测温度、压力和时间等参数，检测仪探头放置于最难灭菌部位，展开热烈讨论，请工程师现场演示采用外置温度压力检测仪对灭菌设备性能进行检测的新方法，能够准确地对温度、时间、压力进行监测，对所有参与人员进行新知识、新方法培训，提高专业能力。

腔镜清洗工作坊：该工作坊参与者为对腔镜清洗存在困难及准备接收腔镜清洗工作人员，引导师以走进腔镜，怎样拆分清洗为主线，带领参与者从"做手术的镜子到底什么样"? 激发强烈的好奇心，再介绍腔镜的种类及硬式内镜器械处理要点，腔镜清洗全过程质量控制，让参与者深入浅出了解整个腔镜清洗要点；在现场带来全套硬式内镜器械，由引导师助手进行拆分演示，参与人员一起实践动手操作，提高硬式内镜的拆卸操作认知率，在今后参加培训的各医院腔镜清洗工作质量将会大幅度改善。

信息质量管理工作坊：该工作坊参与者为已使用消毒供应信息质量管理但存在问题的人员，以及一部分未使用但准备进行信息质量管理建设中的人员，引导师为信息质量管理开展较早，经验丰富的老师，围绕信息质量管理系统的应用，在应用中实际存在的问题，新发布规范 WS310.1—2016 4.1.5 宜将 CSSD 纳入本机构信息化建设规划，采用数字化信息系统对 CSSD 进行管理。在引导师的实践工作问题分享中，参与者针对信息质量管理如何落实在细节工作中,就规范中 CSSD 信息系统基本要求中什么是唯一编码,闭环记录如何体现与信息工程师展开深入的开放性讨论,参与人员信息追溯系统的知晓率明显提升。

5. 开展工作坊培训的优势是什么?

将工作坊模式应用到消毒供应新规范培训中,避免了以往呆板、常规的培训方式所带来的弊端。通过这一培训模式可以使得受培训的人员更加生动的体会到消毒灭菌、腔镜清洗、信息质量管理的相关难点及实践应用中的关键环节,便于对相关理论知识的理解和操作技能的掌握。工作坊模式提高参与者认知与发现问题的能力,培训中积极鼓励学员提问,共同参与,改变传统培训模式单一的讲与听,激发学员思考问题,对新规范执行提出实际想法,对贯彻执行新规范起到推进作用。经过在继续医学教育项目学习班中开展工作坊活动,取得良好的效果,是消毒供应专业人员提升专业能力,改进质量的好方法。

第四章

品管圈在消毒供应中心的应用

1. 什么是品管圈？

品管圈（QCC）就是由在相同、相近或有互补性质工作场所的人们自动、自发组成数人一圈的活动团队，通过全体合作、集思广益，按照一定的活动程序，活用科学统计工具及品管圈手法，来解决工作现场、管理、文化等方面所发生的问题及课题。随着医院感染管理和消毒与灭菌要求，都对医疗器械的清洗质量高度重视，要保证清洗质量，正确选择清洗方法是关键。急诊清创器械作为临床医疗器械中重要的一类，对其进行清洗、消毒是急诊外伤清创手术的首要要求。本活动旨在通过品管圈活动，探索急诊清创器械清洗不合格的原因，查找不足，发现、讨论、分析、制定措施，提高清洗合格率，保障器械安全使用。

2. 品管圈小组如何成立？

品管圈活动在消毒供应中心开展，品管圈操作人员的专业技能熟练度差异较大，且对知识的掌握不全面，每个人的学习能力和接受度迥然不同。活动前对小组及科室工作人员进行品管圈相关知识培训，包括品管圈活动的理念、程序和方法、操作规范等，并在活动过程中全程给予指导，使所有成员密切配合，共同参与到活动中。小组成员均从本科室成员选取，采取自愿报名原则，全程由辅导人员辅导，并推选圈长与副圈长负责品管圈日常活动和决策。活动开展前统计所有成员年龄、职称、学历信息，根据其工作经验合理分配工作，圈名由所有成员采取投票方式得出。

3. 如何选定主题?

由 7~10 名小组成员从现有的多个备选主题中根据实际工作需要进行评价评分,总分最高为本期活动主题。评价项目包括上级政策、重要性、迫切性、圈能力等几项,以打分法最终确定主题。

4. 如何制定活动计划?

针对此次活动制定了详细的 P、D、C、A 各阶段活动计划,活动时间以周完成。

5. 现状把握与目标设定如何进行?

设定以下公式进行计算:目标值 = 现状值 -(现状值×改善重点×圈能力)。确定本次活动的最终目标值。

6. 要因分析如何做?

小组从两个改善重点入手,分别分析导致这一缺陷的要因,列举的要因主要包括:机料、用物、方法、环境、人员,对每项要因又进行细分,列举出每项要因包含的中原因、小原因,并通过评分方式获得每项小原因的评分。评价方式:重要 5 分,一般 3 分,不重要 1 分。根据 80/20 原则,36 分以上为要因。最终确定要因。

7. 真因验证如何做?

品管圈检查小组对影响因素进行现场调查、记录、统计、对照,最终验证真因。

8. 如何制定和实施方案?

小组针对真因进行分析,提出相应的对策,并将其转化为具体的实施方案实施。

9. 如何进行效果确认?

有形成果:制定操作流程图等,能够有效维持活动成果,制作改善前、改善过程中以及改善后、维持期的趋势图(图 2-4-1),展示成果。

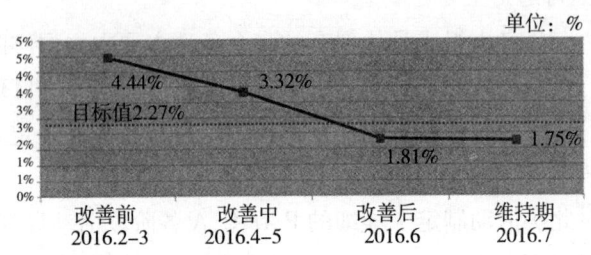

图 2-4-1 改善过程趋势图

无形成果:圈员自我评价明显改善,以问卷形式进行小组活动前后圈员自我评价对比,在解决问题能力、个人素质修养、沟通协调能力、责任心、自信心等各方面能力都有显著提高(6S雷达图,图 2-1-5)。

10. 标准化如何建立?

制作标准化作业书,并进行全员培训。

11. 检讨与改进如何做?

对此次活动的全过程进行回顾,对本次活动的优点、缺点和努力方向进行了讨论与总结,以期在下一轮的 PDCA 循环中发扬优点,改进不足。

12. 开展品管圈活动带来什么改善?

活动主题选定紧贴实际,从存在的问题中抓住重点;计划拟定详细、明确、可实施性强;对现状把握客观、准确、及时;目标明确;解析过程明确;能集思广益,从不同角度去拟定对策;实施检讨能掌握对策要点;能以数据来说明获得实际改善结果;确定的标准化流程清晰、可行;有组织活动,圈员参与度高、沟通过程愉快。

通过品管圈活动,全体圈员有机会学习质量管理新知识及新技术的应用;其意见及建议受到重视,获得成就感与自信心;学会与部门同仁共同改善工作环境与方法,以利工作流程更顺畅;增强科室成员人际关系,促进工作环境和谐;获得主管或同事赞赏,以及品管圈活动推动单位的实质奖励。同时品管圈活动明显提高科室工作士气;有利于培养员工积极的工作态度;于品管圈活动中发掘领导与执行人才,并培养其规划、统领能力;培养员工的问题意识,具有独立改善作业的能力;提升员工满意度;提升组织服务质量、降低组织成本。

第五章 压力蒸汽灭菌器操作质控指引

第一节 遵循压力蒸汽灭菌器说明书如何做?

医院消毒供应中心在选择压力蒸汽灭菌器(图 2-5-1-1)时,须考虑灭菌器的分类和类型,结合医院的规模、工作量和建筑设施条件进行选择,提高性价比,降低后期的使用成本。在使用压力蒸汽灭菌器前,需要符合国家标准 GB/T-30690-2014《小型压力蒸汽灭菌器灭菌效果监测方法和评价指标》以及医院消毒供应中心三个卫生行业标准 WS310-2016 的标准,依据消毒供应中心实际需求选择灭菌器的类型和性能,制定和规范灭菌方法,严格执行蒸汽灭菌器厂家操作使用说明书,仔细学习其中的注意事项、

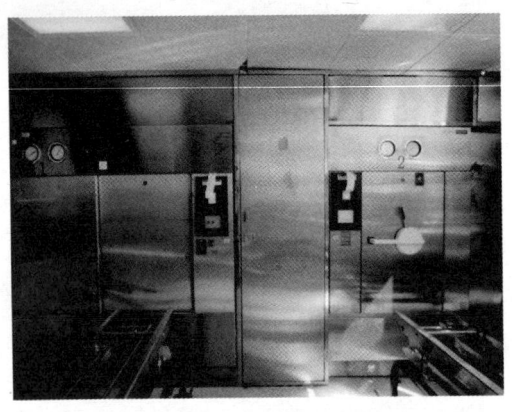

图 2-5-1-1 压力蒸汽灭菌器

警示和说明,并对具体操作人员进行专业培训,掌握灭菌器的基本操作规程和灭菌器的负载要求、应急处理措施。灭菌器操作包括六部分:设备运行前准备、灭菌物品的装载、灭菌器的运行、灭菌物品的卸载、灭菌器的关闭和灭菌物品效果监测等几部分。

1. 灭菌器运行前的准备　每次运行前需要对灭菌器的关键部件进行检查,确认压力表和显示屏参数是否正确,舱门密封圈是否闭合良好,各安全阀是否有效。每日的 B－D 测试是否达标。尽量确保灭菌器处于较好的工作状态。

2. 装载灭菌物品　灭菌物品的摆放需要根据物品的包装材质和特性进行摆放,一般将材质种类相似的摆放在一起,并同一锅次进行灭菌,减小因材质不同选择灭菌程序所带来的损耗。敷料材质的包置于灭菌架的上层,金属器械的包置于下层可以减少湿包的产生。

3. 灭菌器的操作　装载器械后,选择正确的程序,开启后操作人员应及时巡查灭菌器,观察灭菌器显示屏、仪表和打印的参数及时掌控灭菌器状态,发现报警及时处理,确保设备安全。

4. 灭菌后的器械卸载　根据 WS310－2016 的标准,灭菌后需冷却时间＞30 分钟,待温度冷却到室温才可以取出物品,防止湿包的产生。在出锅时操作人员需做好个人防护措施,同时需小心操作,防止损坏器械包。

5. 关闭灭菌设备　灭菌器关闭时,应依次关闭灭菌器和蒸汽发生器,确认切断电源,防止出现危险。观察压力表是否归位,确认设备完整关闭。根据日常维护制度,此时可以对灭菌器进行清洁维护。

第二节　如何制定压力蒸汽灭菌器标准化操作流程?

制定与科室相适应的标准操作流程,首先需要考虑科室的实际灭菌需求并依据灭菌器的性能参数,建立灭菌器标准化操作流程,重视灭菌的效果监测和灭菌过程的质量检测,形成文字记录,加强日常对灭菌设备的维护和安全性检查。

(一)灭菌器运行前操作

1. 每天设备运行前应进行安全检查,包括灭菌器压力表处在"零"的位置;记录打印装置处于备用状态。

2. 灭菌器柜门密封圈平整无损坏,柜门安全锁扣灵活、安全有效;接通电源,观察设备启动后参数是否正确。

3. 灭菌柜内冷凝水排出口通畅,柜内壁清洁;开启蒸汽阀门,观察蒸汽管道有无泄漏。

4. 开关灭菌器舱门,能否闭合到位,观察压力表指针是否正常。

5. 电源、水源、蒸汽、压缩空气等运行条件符合设备要求。

6. 遵循产品说明书对灭菌器进行预热。

7. 大型预真空压力蒸汽灭菌器应在每日开始灭菌运行前空载进行B-D试验。

(二)灭菌物品装载和灭菌操作

1. 应使用专用灭菌架或篮筐装载灭菌物品,灭菌包之间应留间隙。

2. 宜将同类材质的器械、器具和物品,置于同一批次进行灭菌。

3. 材质不相同时,纺织类物品应放置于上层、竖放,金属器械类放置于下层。

4. 手术器械包、硬质容器应平放;盆、盘、碗类物品应斜放,玻璃瓶等底部无孔的器皿类物品应倒立或侧放;纸袋、纸塑包装物品应侧放;利于蒸汽进入和冷空气排出。

5. 选择下排气压力蒸汽灭菌程序时,大包宜摆放于上层,小包宜摆放于下层。

6. 操作平稳,开启和关闭时操作人员做好防护措施,防止蒸汽烫伤。

7. 应观察并记录灭菌时的温度、压力和时间等灭菌参数及设备运行状况。

(三) 无菌物品卸载

1. 灭菌程序完成后观察压力表和显示屏参数,做好记录,开启舱门平缓进行。

灭菌器内物品须冷却30分钟以上,防止湿包;应确认灭菌过程合格,结果应符合WS310.3的要求。

2. 冷却时间到后卸载物品,必须检查每个灭菌包的化学指示带变色是否合格,有无湿包,湿包不应储存与发放,分析原因并改进;包装是否破损,字迹是否清晰等,无菌包掉落地上或误放到不洁处应视为被污染。

3. 灭菌效果的监测:灭菌过程的监测应符合WS310.3中相关规定。

(四) 注意事项

1. 压力蒸汽灭菌器属于压力容器,而蒸汽泄漏也容易让人受伤。所以操作人员应坚守岗位,时刻观察各种参数在运行中是否存在超限运转,防止事故的发生。

2. 定期对安全阀、压力表和密封圈等部件的日常维护和检查,防止出现附件损毁,定期对易坏附件进行检查。

3. 操作压力蒸汽灭菌器时需先观察后操作,并且需缓慢平稳进行操作,开启和关闭舱门应确认关闭完整后才开启程序。

4. 灭菌完毕后,应先关闭蒸汽发生器,再关闭压力蒸汽灭菌器,防止蒸汽发生器干烧引发事故。

第三节 如何进行压力蒸汽灭菌器操作培训及考核?

消毒供应中心人员对压力灭菌器的操作一般需要求专岗专

责,操作人员应取得特种设备专管部门颁发的特种设备压力容器作业证书持证上岗,之后需结合科室所选压力灭菌器的类型和性能联系厂家进行指导培训,科室还需结合实际工作规章流程建立灭菌器岗位工作职责和任务,明确培训和考核目标。

培训要求:熟练掌握本科室灭菌器的灭菌操作规程和灭菌原理、装载要求、灭菌的使用范围及注意事项,确保灭菌质量。负责日常的灭菌工作,详细记录灭菌参数:锅次和装载物品,完成日常的灭菌物品物理监测、化学监测和生物监测的结果登记,发现异常及时上报,负责日常灭菌器的维护和保养工作,能判断灭菌器简单的故障原因,不能排除的及时上报护士长,联系厂家及时进行维修。遇到紧急情况的应在确保人员安全的前提下进行。

第四节 如何建立消毒员岗位职责及考核指标?

消毒员每天工作第一件事,是对这些灭菌器进行"体检",包括有无漏气、漏水等"症状",还要对预真空压力蒸汽灭菌器进行B-D测试等"体征"评估,确认灭菌器各项性能完好,能正常运行的情况下,方可开始一天的灭菌工作。灭菌是一个复杂的持续过程,灭菌设备、灭菌介质及灭菌操作均会影响灭菌的成败。因此,一个合格的消毒员必须掌握灭菌器的结构、工作原理、操作技术和质量管理以及岗位职责。

(一) 基本素质

敬业、责任、安全、慎独、合作、学习。

1. **敬业爱岗** 消毒员在CSSD的组织结构中,是一个独立、特殊的岗位,工作负荷大,责任重,技术要求高,从事消毒员工作要理解这份工作的重要性,还应不断地提升品质,需要敬业才能做得更好。

2. **责任心** 责任心是对一个消毒员的考验,对灭菌物品质量的基本要求。在 CSSD 灭菌物品的生产链中稍有疏忽即有可能造成灭菌失败,导致无菌物品不合格。因此,消毒员在工作中应一丝不苟、认真负责,要有高度的责任心。

3. **安全意识** 消毒员是消毒供应中心安全生产的执行者和监督者。每天操作大型设备,稍有不慎便会造成设备的损坏、灭菌失败或职业安全事件。轻者有高温烫伤、蒸汽烫伤,重者会发生压力蒸汽灭菌器爆炸,环氧乙烷气体泄漏等事件。因此,消毒员在工作中应把安全始终放在首位,能及时发现安全隐患和及时处理。

4. **慎独精神** 所谓"慎独",是指人们在独自活动无人监督的情况下,自己有高度的自觉性严格执行规章制度及操作流程。消毒员的工作多数情况下是自己独立完成的。每个消毒员在独立工作,无人监督的时候,能够始终遵守本岗位的职责、管理制度、操作规程及灭菌的监测制度,确保灭菌的工作质量。因此,"慎独"精神也是消毒员必备的基本素质之一。

5. **团队合作** 消毒员工作起着承上启下的作用。上承包装质量,下启无菌物品的质量,还需要进行有效的外部沟通,因此,需具备良好的团队合作精神。消毒员也是 CSSD 物品供应的核心人员,根据临床科室对物品的紧急需要程度,合理安排灭菌工作。

6. **学习与反思** 消毒员要善于学习,不断提高自我专业知识及设备的操作规程的完善,所以,具备学习能力,具有一定的反思能力,能够及时发现工作中出现的问题,也是消毒员要具备的基本功。

(二)岗位要求

1. **基本理论知识** 消毒员需要掌握消毒灭菌专业理论知识,涵盖多方面的内容,比如:

①微生物学知识;

②消毒隔离知识;

③消毒学知识;

④蒸汽基础知识;

⑤灭菌工作原理;

⑥灭菌设备及辅助设备、设施运行原理等基本知识。

2. 基本操作技能　灭菌技术操作技能,消毒员应具有专业思维与感觉,也是消毒员保证灭菌工作质量的必备素质。

①灭菌器运行前检查;

②待灭菌物品的正确装载;

③灭菌程序选择;

④灭菌运行观察;

⑤灭菌效果及监测的判定;

⑥灭菌物品正确卸载;

⑦湿包的预防及处理;

⑧故障报警及处理;

⑨应急预案的处理;

⑩灭菌器及辅助设备的保养及维护。

(三)岗位职责

主要职责:熟练掌握灭菌操作技术及监测技术,保证各类无菌物品的质量。

1. 在护士长及灭菌组长的指导下完成灭菌工作。

2. 熟练掌握操作规程、灭菌原理、装载与卸载要求、灭菌适用范围及注意事项。

3. 根据物品的种类,选择合适的灭菌方式及灭菌程序。

4. 每天工作前检查各类灭菌器的辅助设施是否正常。预真空压力蒸汽灭菌器运行前进行 B-D 实验,确认合格。

5. 掌握灭菌质量的监测方法,做好灭菌过程中各类监测。每锅每次都要进行物理监测和化学监测,按要求每周或每日进行生物监测,确保灭菌的合格。严防差错事故发生。

6. 严格双人复核制度,做好灭菌过程的质量管理,记录并保存好各类监测结果。发现问题,及时上报并查找原因。

7. 严格执行操作规程与灭菌工作制度,坚守工作岗位,不得擅离职守。熟悉停电、停水、停气等各项应急预案。

8. 能够准确判断湿包,及时查找原因并进行处理,上报护士长提出改进措施。

9. 能够判断和排除设备常见故障,如不能及时排除故障应立即向相关部门汇报,并做好维修登记。

10. 参与灭菌物品的质量控制,协助灭菌组长及护士长进行质量持续改进工作,熟悉灭菌失败处理流程和生物监测不合格召回流程。

11. 负责所操作的灭菌器的清洁、维护、保养,做好登记工作。

(四)任职条件

1. 具有高度的安全意识和法律意识,较强的工作责任心和积极的工作态度,良好的身体的素质和心理素质。

2. 具有专科及以上文化水平,有相关的医学专业学习经验,经相关部门的培训与考核合格,持有有效的压力容器操作资格证。

3. 接受省市级相关部门组 CSSD 相关知识技能培训及考核,考核合格。

4. 熟悉 CSSD 各类灭菌器的使用方法、操作规程、常见故障的判断及处理。接受工作岗位操作带教满 3 个月以上。

5. 具有自我学习的能力,掌握相关的消毒隔离、感染控制、职业道德、法律法规等方面知识。

(五)做好职业防护

消毒员工作中最容易出现的两大危害见图 2-5-4-1。

1. 噪音 由于设备较多,运行过程中难免会发出噪音。短时间内暴露在噪声环境中影响不大,但长时间处于噪音环境中,就容易疲劳、烦躁、头痛,甚至会引起幻听、听力下降。因此,需对设备定期检查,防止产生不必要的噪音,必要时戴耳塞。

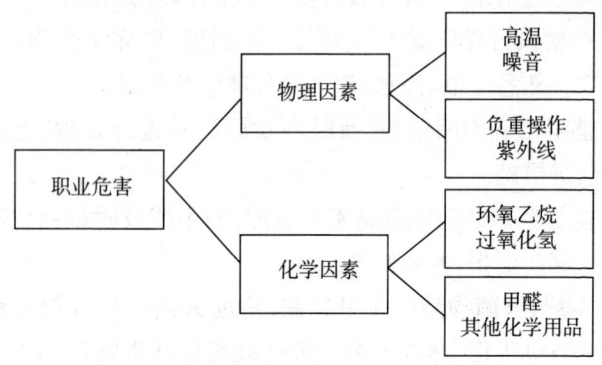

图 2-5-4-1 职业危害

2. **负重操作** 消毒员在装载、卸载时往往因物品过重,姿势不正确,用力不当造成腰扭伤、肌肉拉伤、腰肌劳损等问题。因此,消毒员应掌握正确的用力方式,如遇超大超重物件,可以寻求同事帮忙,避免损伤。

3. **化学类制剂** 消毒员在操作低温灭菌器类的设备时,应戴好口罩、隔离面具、双层手套,穿好隔离衣等防护用具,定期对低温工作环境进行气体浓度监测,保障环境通风无阻碍,保证工作人员自身安全。

4. **高温烫伤** 烫伤属于物理因素,也是最常见的职业伤害。在操作压力蒸汽灭菌器时,灭菌器和辅助设备(蒸汽发生器)都是高温高压的设备,在装载、卸载、检查维护时,稍有不慎就会发生烫伤的危险。

(1)消毒员在设备设置防烫、高温警示标牌,并在装载区、卸载区分别放置防烫手套,清洁区和无菌区手套不可混用。

(2)压力蒸汽灭菌完成后,物品应冷却30分钟再卸载,并使用隔热手套进行防护。

(3)不小心烫伤后,立即离开热源并用冷水冲洗冷却;如出现水疱或严重情况的,需到临床外科处理。

(六)消毒员手卫生

1. 为什么消毒员要做好手卫生工作?

微生物会通过污染的手直接传递到灭菌物品,影响灭菌物品的无菌屏障。因此,落实手卫生,把握洗手时机,改变洗手观念,提高消毒员的手卫生依从性,切断传播微生物的途径,是保证灭菌质量最简单又有效的管理措施。

2. 手卫生的设置:洗手池、流动水、洗手液、免洗快速手消毒液、一次性擦手纸等用品齐全,有利于提高手卫生的质量及工作人员的依从性。

3. 进行正确的六步洗手。

4. 消毒员手卫生的时机:

(1)进入 CSSD 工作区域前。

(2)进行清洁消毒工作后(如检查、清洁设备等)。

(3)装载前、卸载前。

(4)接触无菌物品前。

(5)手上有肉眼可见的污渍时。

第五节 如何建立压力蒸汽灭菌器故障的应急方案?

1. **压力蒸汽灭菌器紧急事故** 发生紧急事故时,首先应该确保人员安全,接着启动应急处理措施,及时监测压力蒸汽灭菌器的内外腔体压力,发现压力异常应做好手动泄压准备。对于设备异常超出处理范围的,应及时上报科护士长并联系设备科进行维修。

流程如图 2-5-5-1。

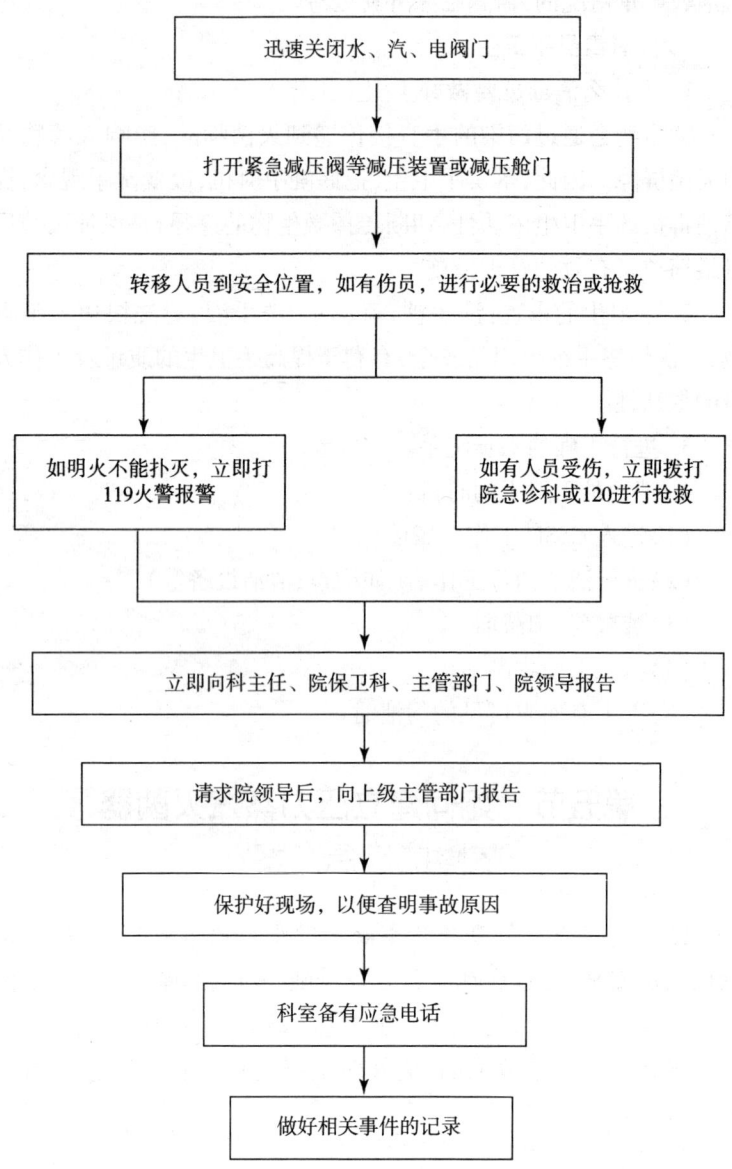

图 2-5-5-1 压力蒸汽灭菌紧急事故处理应急预案流程

2. 蒸汽供应异常应急预案

(1)中心供蒸汽:当不确定恢复供蒸汽具体时间,突然恢复供蒸汽可能损坏灭菌器相关配件,蒸汽异常时立即采取以下行动:消毒员应按下紧急切断装置或切断灭菌器电源,停止灭菌器运行;关闭蒸汽进气阀门;手动开启安全阀或腔体排气阀泄压,立即通知供气中心,协助查找停气原因,确认是否是蒸汽管路问题;报告护士长,同时报告维修部门及时检修,做好灭菌器情况记录及交接班。

(2)使用蒸汽发生器:蒸汽异常时立即采取以下行动:消毒员应立即查看蒸汽发生器,将发生故障的进行关闭,关闭该台蒸汽发生器的蒸汽进气阀门及止水阀,立即通知护士长及设备科工程师进行检修,做好灭菌器情况记录及交接班。

3. 灭菌器停水应急预案 突然停水会造成水环式真空泵和自带蒸汽发生器的增压泵不能正常工作,缩短泵的正常使用寿命。应立即采取以下行动:消毒员按下紧急切断装置或切断灭菌器电源,停止灭菌器运行;关闭水龙头,防止恢复供水后造成泛水和浪费;立即通知水电管理部门,协助查找停水原因,尽快恢复供水;报告护士长,同时报告维修部门及时检修;做好灭菌器情况记录及交接班。

4. 灭菌器停电应急预案 确认其他设备及照明用电是否正常,确认是否停电。应立即采取以下行动:消毒员立即启用备用照明工具,关闭灭菌器相关设备及仪器电源,防止突然恢复供电而损坏设备配件;立即通知电力维修部门,协助查找停电原因;报告护士长;做好灭菌器情况记录及交接班;恢复供电后,待电源稳定后再开机,并检查有无设备受损。

5. 灭菌器防爆应急预案 按照压力蒸汽灭菌器的操作规程进行规范操作,每天设备运行前进行安全检查,各种设备运行条件符合设备要求方可运行设备;定期进行巡检和记录,发现隐患及时纠正；出现异常，立即启动应急预案；设备运行期间要密切观察各项参数；运行时出现仪表数据异常，如超高温、超高压出现时，消毒员立即启动超高温、超高压应急预案；禁止超高温、超高压状态下运行，及时通知维修部门及维修工程师检查维修。突发爆炸时，应迅速反应，启动爆炸应急预案；危害性小的先报告保卫科，危害严重直接向消防中心(119)和救护中心(120)报警；爆炸发生时，在判断安全的情况下必须及时切断电源；所有人员听从临时召集人安排，有组织地通过日常演练安全出口或其他方便的通道撤离现场；协助安排抢救工作和人员安置工作；事故发生后，进行原因分析，找出事件原因，采取纠正措施。

第六章

环氧乙烷灭菌器操作质控指引

第一节 遵循环氧乙烷灭菌器说明书如何做？

消毒供应中心的环氧乙烷灭菌器（图2-6-1-1）在使用时必须严格遵守厂家说明书，以确保灭菌的有效性和人员的安全。制作环氧乙烷灭菌器的说明书，首先需了解环氧乙烷灭菌的原理、机制、特性和灭菌适用范围，以及影响环氧乙烷灭菌效果的因素。

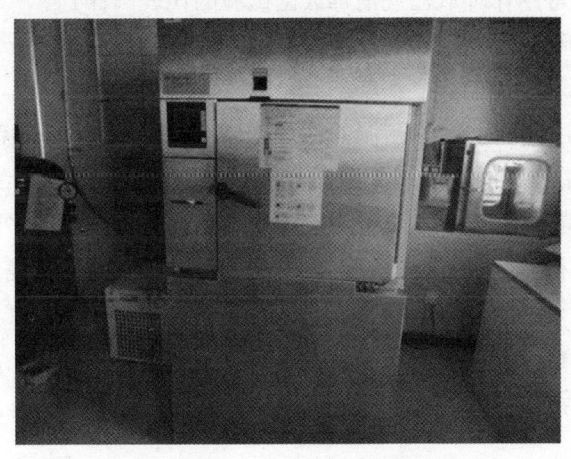

图2-6-1-1 环氧乙烷灭菌器

环氧乙烷（EO）又名氧化乙烯、氧丙环。液体无色透明，常温常压下是无色气体，低浓度时无味。易燃易爆，空气中的浓度达到

3%以上见明火即可燃烧爆炸,平时只能罐装于特质金属罐内,放于阴冷处保存。它的气体具有良好的扩散和穿透能力,可杀灭各种微生物,为高效光谱灭菌剂,对真菌杀灭作用强,也可破坏肉毒毒素。EO 气体通过对微生物的蛋白质、蛋白质、DNA 和 RNA 产生非特异性的烷基化作用,使(细菌芽胞)失去新陈代谢所需的基本反应基,从而对微生物进行灭菌。

(一)特点

1. 气体易于渗透常用包装材料,且能迅速扩散,能穿透并灭菌形状不规则的物品,接触到物品的表面。EO 气体对塑料和橡胶无腐蚀性,也不会造成损坏,具有成熟的监测手段,有利于证实灭菌是否有效,杀菌谱广,杀菌力强。

2. 环氧乙烷对细菌繁殖体和芽胞均有非常强大的杀灭作用(枯草杆菌黑色变种芽胞是一种对环氧乙烷抵抗力比较强的芽胞菌,因此常用作环氧乙烷消毒灭菌试验的代表菌株)。

3. 环氧乙烷对多种病毒具有灭活作用。

(二)适用范围

适用于不耐热、不耐湿的诊疗器械、器具和物品的灭菌。环氧乙烷常用于其他消毒剂及消毒方法不能消毒的物品消毒或灭菌。在医学消毒中,环氧乙烷可用于下述物品的消毒或灭菌:外科手术器械,眼科、牙科或泌尿科器械,石膏绷带,导尿管,膀胱镜,支气管镜,体温表,橡皮手套,缝合线,针头,麻醉用具,心肺机,心脏起搏器,照相机,照相软片,输氧装置等。不适用于食品、液体、油脂类、滑石粉等灭菌。

第二节　如何制定环氧乙烷灭菌器标准化操作流程？

▶ **环氧乙烷灭菌器操作视频**

制定符合本科室环氧乙烷灭菌器的操作流程，需首先考虑所选择的灭菌器型号、装载量、环氧乙烷灭菌解析和排气方式等因素，结合厂家的指导说明书，制定物品从接收、清洗、干燥、灭菌和发放的流程，做好物品交接工作和灭菌后物品的灭菌效果监测工作。日常工作中还需做好环氧乙烷灭菌器的日常维护保养工作，定时清理环氧乙烷灭菌器进气口的空气滤网，定时排除空压机内部的水分，从而有效保证环氧乙烷气体的灭菌效果。

环氧乙烷灭菌器操作一般包括准备阶段、灭菌阶段、通气阶段和解析阶段。

其中准备阶段包括：预真空、预热和预湿组成。

灭菌阶段包括：刺破气罐、灭菌和排气阶段。

通气阶段：置换 EO 残留并对其解析。

1. 灭菌前检查：检查灭菌设备电源保持接通状态，打开空压机及冷干机电源，打开灭菌器电源，检查环氧乙烷灭菌器处于正常状态。

2. 灭菌物品装载检查：准备灭菌物品，保证物品清洁和漂洗干净，消除黏膜、血渍和其他有机物，并干燥物品、去除水滴，选择适合的包装材料对灭菌物品进行包装。待灭菌物品放入金属筐，金属网篮筐不吸收 EO。物品装载量依照厂家规范进行操作。较重物品不能叠放，纸塑包装袋子应竖放，务必按照纸面对塑面的放置。每次灭菌应放置生物指示剂以监测灭菌效果。

3. 运行程序

（1）准备阶段（预热、预真空、预湿）：在短期内抽部分真空，从腔内和包装内除去大部分残留空气,达到真空时,将水蒸气注入腔内,扩散到整个灭菌物品中,达到相对的湿度和预设温度。

(2)灭菌阶段(刺破气罐,灭菌、排气):EO气体或气体混合物作为灭菌剂进入腔内,并达到灭菌浓度条件。此后灭菌器维持特定时间的暴露期,完成后抽真空,从腔内除去或转化为无毒化学品,排气阶段进一步把滤出细菌的空气抽入灭菌室。置换EO的残留气体。

(3)运行结束阶段(通气)。

4. 定期检查气体检测仪工作是否正常,查看环氧乙烷气体解析是否符合安全标准,做好记录。

5. 注意事项:

(1)操作人员应始终依据环氧乙烷灭菌的特性做好个人防护,设备不超载使用,物品之间及物品和灭菌器内壁之间需要留出合适的距离,以便气体的循环,保证灭菌的效果;

(2)每个灭菌周期结束后,必须检查灭菌器运行过程打印的灭菌参数,包括时间、温度、湿度和解析的时间;

(3)每次出锅完成操作人员应洗手,去除残留的EO气体;

(4)环氧乙烷气瓶的保存应远离火源和静电;

(5)做好设备的日常维护,每日可对灭菌器内壁、舱门、表面进行清洁;

(6)压缩空气管道每日使用前需要排除过滤器内积存的水和油;

(7)每周对EO气体检查仪的监测数据进行统计分析,看是否存在高残留EO气体。

第三节　如何进行环氧乙烷灭菌器操作的培训及考核?

鉴于环氧乙烷灭菌的特性,确保灭菌物品的质量,保证灭菌人员的操作安全,需要定期对环氧乙烷的操作进行培训和考核,以适应科室的工作需求。环氧乙烷灭菌的考核应遵循理论和实际操作考核相结合的原则。首先了解环氧乙烷气体的物理和化学特性、灭菌机制、科室环氧乙烷灭菌器的型号,结合实际着重考核环氧乙烷操作人员的理论知识,并对实际操作过程中可能出现的问题进行提问、分析,能够判读故障代码。对环氧乙烷的操作需专人专岗负责,并定期轮岗,轮岗前必须进行理论及实作的考核,考核合格方能轮岗。

第四节 如何建立环氧乙烷灭菌器故障的应急方案?

环氧乙烷灭菌器故障应急预案见图2-6-4-1。

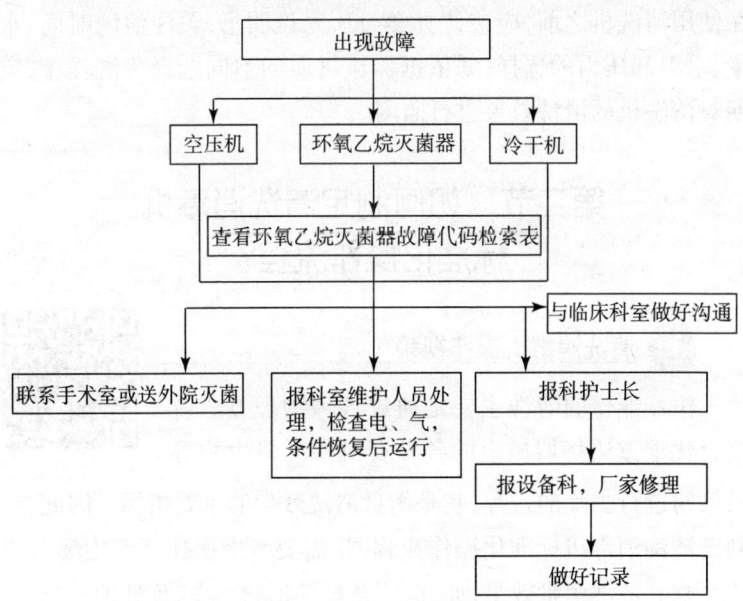

图2-6-4-1 环氧乙烷灭菌故障应急预案

第七章 清洗消毒机操作质控指引

第一节 遵循清洗消毒机说明书如何做？

做好清洗工作是保障灭菌质量的前提，而清洗的效果与使用的清洗设备密切相关，对于全自动清洗机，器械的清洗效果与清洗局部的清洗剂类型、清洗的时间、水温和水压有着重要联系，因此，在使用清洗机之前，应该认真学习厂家说明书，关注清洗时间、水量、水温和压力的选择，并依据器械材质的不同选择清洗程序，定期对清洗机的清洗效果进行监测。

第二节 如何制定清洗消毒机标准化操作流程？

▶ 清洗消毒机操作视频

医疗器械的清洗主要是通过各种物理方法或结合化学方法将器械上的各种有机或无机生物等污染物进行去除的过程，它是衡量清洗效果的重要指标。因此，在制定清洗消毒机标准化操作流程时，需要考虑操作环节中哪些可能影响到清洗消毒效果，如：医疗器械的形状大小，预处理环节，清洗机预洗、加热和漂洗程序的时间和温度，清洗剂的选择和搭配等，以便调整程序最优的组合。

第三节 如何进行清洗消毒机操作培训及考核?

做好清洗消毒机的操作培训,不仅有利于日常工作中提高清洗消毒机的使用效率,还能避免因操作不当引发的各种不良事件。清洗机是消毒供应中心日常使用最频繁的设备。

消毒供应中心全自动清洗机操作评分标准见表2-7-3-1。

表2-7-3-1 消毒供应中心全自动清洗机操作评分标准

项目	分值	技术操作要求	A	B	C	D	姓名	得分
评估	15	仪器:性能良好,功能完备	5	4	3	2		
		环境:安全、整洁、地面干燥	5	4	3	2		
		操作者:按区域规范着装,防护到位	5	4	3	2		
操作流程	75	观察全自动清洗机仪表是否正常(走纸)	8	6	4	2		
		熟悉操作界面,打开清洗机门前观察内部过滤是否清洁	8	6	4	2		
		装载器械使用专用的清洗层架,确保碰不到旋臂	8	6	4	2		
		把装载好的器械推入清洗舱,注意清洗层架轨道卡到位	10	8	6	4		
		选择与所清洗器械相符合的程序,并启动清洗机	8	6	4	2		
		清洗程序完成后,开启清洗机舱门注意避免烫伤,做好防护	10	8	6	4		
		固定好推车再拉出清洗层架,操作符合规范	8	6	4	2		

续表

项目	分值	技术操作要求	评分等级 A	B	C	D	姓名	得分
操作流程	75	当清洗舱门无法开启时,及时检查空气压缩机工作状态	8	6	4	2		
		关闭全自动清洗机时,先推入清洗层架再关闭舱门	7	5	4	3		
评价	10	了解全自动清洗机使用的几种清洗剂及每个清洗步骤	10	8	6	4		
		熟悉操作界面,发生报警能及时处理						
		操作过程中防护到位,防止清洗层架脱轨或烫伤						
		了解全自动清洗机日常的保养						
总分		100	实得分合计					

第四节 如何建立清洗消毒机故障的应急方案?

　　清洗消毒机运行失败会影响消毒供应中心对临床科室器械的供应,因此保证清洗消毒机的正常运行十分重要。在遇到清洗消毒机发生故障时,应首先立即查找清洗失败的原因:观察设备的运行打印条,查看参数。如果是错误代码,是由于设备自身的硬件出现异常则需要及时上报科护士长,并告知设备科及时联系厂家工程师进行维修。在平时使用过程中可能因清洗机的热保护效应,出现设备的黑屏无反应情况,此时清洗机的舱门将不能正常开启,使用急停开关也是无效的,而其中被锁的器械又急需转为手工清洗,此时可在条件允许的情况下,使用螺丝刀拧开清洗机的保护盒,通过手动拧开空气开关打开清洗机舱门,在操作时需注意安全,防止压力开关失灵关闭清洗舱门引发不良事件。

清洗消毒机故障应急处理流程见表2-7-4-1。

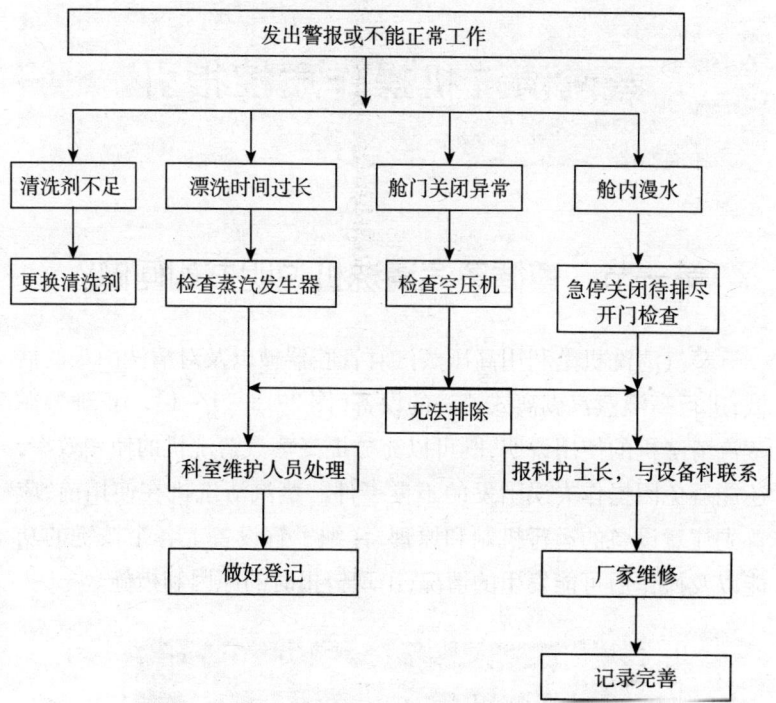

图2-7-4-1 清洗消毒机故障应急处理流程

第八章

蒸汽清洗机操作质控指引

第一节 遵循蒸汽清洗机说明书如何做?

蒸汽清洗机是利用高压蒸汽对管腔器械以及对清洗困难的器械,进行高温蒸汽剥离式清洗的设备(图2-8-1-1)。正确遵循蒸汽清洗机的使用说明,既可以充分提高蒸汽清洗机的使用效率,还能避免因操作失误引发的不良事件。蒸汽清洗机在使用前,应首先注意设备的运行机制和原理,详细了解设备上各个按键的功能以及操作后可能发生的情况,出现警报时的原因和措施。

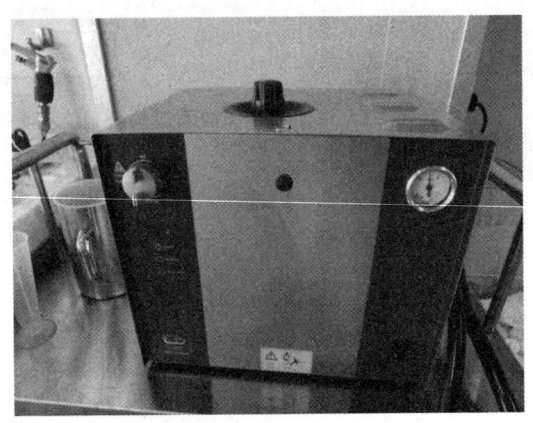

图2-8-1-1 蒸汽清洗机

蒸汽清洗机的运用:高质量的清洗是灭菌安全保障的前提。蒸汽清洗机尤其适用于特殊形状和结构的医疗器械,弥补了清洗消毒机在中空医疗器械清洗效果上的局限性;蒸汽清洗机可产生8bar压力的蒸汽,以确保蒸汽与医疗器械表面的充分接触,包括某些较难清洗的结构和部位;固定喷嘴可配合使用八组模拟各类中空器械的特别连接件,确保清洗更有针对性,以达到完美的清洗效果;使用蒸汽代替水作为清洗介质,以确保预清洗效果。其创新的理念和人性化的设计使清洗工作更为便捷和高效。

第二节 如何制定蒸汽清洗机标准化操作流程?

▶ **蒸汽清洗机操作视频**

制定蒸汽清洗机的标准化流程,应严格执行消毒供应中心行业标准,保证清洗质量同时节约使用成本。

蒸汽清洗机是消毒供应中心日常使用频率较高的设备之一,为了做好蒸汽清洗,制定标准化流程:

1. 开启蒸汽清洗机前,观察指示灯是否正常;

2. 向蒸汽清洗机内加入软水或纯水,不超过2L后旋紧盖子;

3. 将旋钮调至待机模式键Stand by键,指示灯heating亮起,机器开始加热;

4. 当压力达到8bar时,指示灯自动跳转至ready,即可将旋钮调至工作模式Steam on键,此时可正常使用;

5. 当压力舱中剩余水量达到最低水位值时,机器进入保护状态,min. water指示灯亮起,伴随有报警声,此时需要将机器开关调至排放残余蒸汽压力键steam outlet,释放出压力舱内的全部蒸汽

(待压力表显示压力降到 0bar 时),然后慢慢拧开盖子完成补水;

6. 当重新注入水后,需要手动重置保护按钮 reset,逆时针转动黑色 reset 旋钮,然后按下绿色的 reset 按钮;

7. 每天工作完毕后,释放压力舱内所有蒸汽,将旋钮调至 steam outlet 键自动排放,蒸汽排放完毕后,打开机器后面的排水阀,排出压力舱内剩余的水;

完成上述操作后,将旋钮调至 off 键,关闭电源。

第三节 如何建立蒸汽清洗机操作的考核标准?

见表 2-8-3-1。

表 2-8-3-1 消毒供应中心蒸汽清洗机操作评分标准

项目	分值	技术操作要求	评分等级				姓名	得分
			A	B	C	D		
评估	15	仪器:性能良好,功能完备	5	4	3	2		
		环境:安全、整洁、地面干燥	5	4	3	2		
		操作者:按区域规范着装,防护到位	5	4	3	2		
操作流程	75	开启蒸汽清洗机前,观察指示灯是否正常	8	6	4	2		
		向蒸汽清洗机内加入软水或纯水,不超过 2L 后旋紧盖子	8	6	4	2		
		将旋钮调至待机模式键 Stand by 键,指示灯 heating 亮起,机器开始加热	8	6	4	2		
		当压力达到 8bar 时,指示灯自动跳转至 ready,即可将旋钮调至工作模式 Steam on 键,此时可正常使用	10	8	6	4		

续表

项目	分值	技术操作要求	评分等级 A	B	C	D	姓名	得分
评估	15	当压力舱中剩余水量达到最低水位值时,机器进入保护状态,min. water 指示灯亮起,伴随有报警声,此时需要将机器开关调至排放残余蒸汽压力键 steam outlet,释放出压力舱内的全部蒸汽(待压力表显示压力降到0bar时),然后慢慢拧开盖子完成补水	23	15	10	6		
		当重新注入水后,需要手动重置保护按钮 reset,逆时针转动黑色 reset 旋钮,然后按下绿色的 reset 按钮	10	8	6	4		
		每天工作完毕后,释放压力舱内所有蒸汽,将旋钮调至 steam outlet 键自动排放,蒸汽排放完毕后,打开机器后面的排水阀,排出压力舱内剩余的水	8	6	4	2		
		完成上述操作后,将旋钮调至 off 键,关闭电源	8	6	4	2		
评价	10	防护措施到位,防止烫伤 操作顺序符合规范	10	8	6	4		

第四节 如何建立蒸汽清洗机故障的应急方案?

蒸汽清洗机是利用高温高压蒸汽剥离原理对管腔器械进行冲洗的设备,由于使用了蒸汽,在日常使用过程中可能会因为操作不当引发烫伤等情况。为了防止此类事故的发生,需制定蒸汽清洗机的应急预案并进行演练。

1. 操作蒸汽清洗机前,应认真观察设备的压力指针,避免在有内压的情况下无意开启蒸汽清洗机的加水旋钮或是打开排水阀门。

2. 每日使用前监测蒸汽清洗机的蒸汽开关是否正常工作,发现有泄漏的应及时切断电源,减压操作。

第九章

超声清洗机操作质控指引

第一节 遵循超声清洗机说明书如何做?

超声清洗机是利用超声的空化效应剥离器械表面上污染物的设备(图2-9-1-1)。利用超声波发生器所发出的高频振荡信号,通过换能器转换成高频机械振荡而传播到清洗溶液。空化效应是超声波在清洗液中疏密相间地向前辐射,在密集状态区液体承受正压,在稀疏状态区则承受拉力,使液体流动而产生数以万计的小气泡,这些气泡在负压区形成、生长,而在正压区迅速闭合,称之为空化现象。

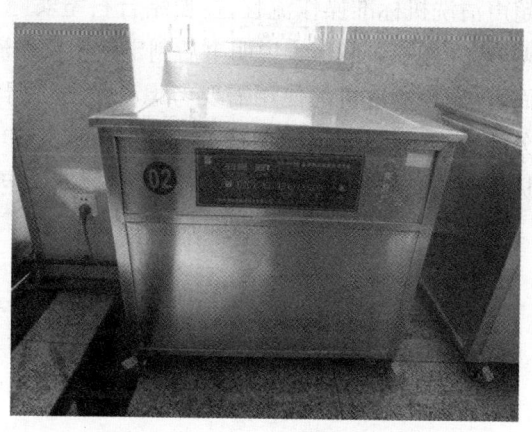

图2-9-1-1 超声清洗机

超声清洗机主要由超声清洗槽和超声波发生器组成,具有许多特点:能够快速、彻底地清除器械表面污染物;能清洗带有空腔、沟槽等形状复杂的精密器械,对器械表面损伤较小;可使用各种清洗剂对器械清洗。

注意事项:

1. 超声清洗机的使用应遵循厂家的操作说明书和基础操作规程;

2. 清洗机在没有加入溶液时不得开启操作,否则容易导致设备损伤;

3. 使用清洗液时要注意按规范进行,不使用含氯溶液;

4. 不要把器械直接置于超声清洗机中,以防损坏超声发生器。

第二节 如何制定超声清洗机标准化操作流程?

制定超声清洗机标准操作流程,需要结合科室实际采用的超声清洗机型号,并仔细研读厂家说明书后制定使用操作流程。

一般而言,超声清洗机的使用需要考虑科室清洗器械的种类和型号划分的大类,而设定不同器械的超声时间长度和强度。操作流程的标准制定首先需要以器械的清洗质量标准而定。

第三节 如何建立超声清洗机操作的考核标准？

见表 2-9-3-1。

表 2-9-3-1 消毒供应中心超声清洗机操作评分标准

项目	分值	技术操作要求	A	B	C	D	姓名	得分
评估	15	仪器：性能良好，功能完备	5	4	3	2		
		环境：安全、整洁、地面干燥	5	4	3	2		
		操作者：按区域规范着装，防护到位	5	4	3	2		
操作流程	75	检查电源插座，超声清洗机电源是否接稳到位	10	8	6	4		
		打开电源开关，观察指示灯是否正常	10	8	6	4		
		按"开门"键，同时聆听超声清洗机开门有无异常	10	8	6	4		
		按超声清洗机的使用规范，确保所配置溶液符合要求	10	8	6	4		
		器械装载时使用专用篮筐，器械轴关节打开	10	8	6	4		
		清洗结束后卸载器械方法符合规范，溶液不泼洒于机器	10	8	6	4		
		关闭超声清洗机时，先确保清洗剂排放干净	10	8	6	4		
		确保超声清洗机门关闭完全，再关闭电源	5	4	3	2		
评价	10	熟悉超声清洗机使用规范、操作流程和注意事项	10	8	6	4		
		操作程序正确，防护措施到位						
		每次使用结束后进行清洁保养						
		根据器械的污染和精密程度选择频率和时间						
总分		100	实得分合计					

第四节　如何建立超声清洗机故障的应急方案？

1. 超声清洗机启动异常时,先检查电源是否存在跳闸、短路等情况,若存在及时恢复电源,排除相关因素。

2. 超声清洗进水和排水异常,检查水源是否正常供水,再检查管道是否存在堵塞情况,及时疏通。

3. 超声清洗机无法正常运行时,启用备用设备替换使用,同时报科护士长及设备科,及时进行维修。

4. 通知停电前10分钟停止所有操作,关闭电源;突发断电情况,立即停止操作,关闭电源;供电恢复后,待稳定5分钟后,依次打开电源、开关;接到停水通知,提前用科室储水容器储水,保证急诊、重要器械的清洗。

第十章

水处理系统操作质控指引

第一节 遵循水处理系统说明书如何做?

水处理系统(图2-10-1-1)是消毒供应中心的生命线,直接影响着消毒供应中心所有工作的进程。因此,确保消毒供应中心水处理系统的正常运行是十分重要的。目前普遍使用的是离子交换除盐法,它是水中的离子和离子交换树脂上的功能基团所进行的等电荷反应,是利用阴阳离子交换树脂上的活性基团对水中阴阳离子的不同选择性吸附特性进行的。目前还有一种较为先进的电去离子(EDI),是离子交换和电渗相结合的一种新型膜分离技术,它无需酸碱,而能持续产出高质量的纯水。

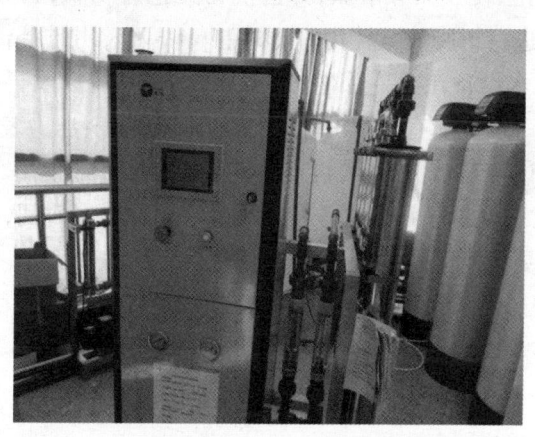

图2-10-1-1 水处理系统

第二节 如何制定水处理系统标准化操作流程？

▶ 水处理系统水质监测视频

水处理系统运行是消毒供应中心工作的开始，因此，保证水处理系统的持续平稳运转是保障消毒供应中心工作正常运行的关键。

1. 每日由专人负责水处理系统的开启工作，认真检查各部件的情况，观察进水水压和出水水压，及时登记工作记录。

2. 专人负责水处理系统添加电解质，做好登记。

3. 专人负责水处理系统水质监测工作，使用水质硬度滴剂监测水质硬度是否符合。

4. 每天启用纯水设备时，察看并记录水质标准，包括电导率、pH。

5. 新树脂在使用前由厂家进行预处理，将新树脂用自来水（40℃）浸泡，使其充分溶胀，并清洗为无色透明状，去除杂质，将水沥干。进行树脂酸碱转化的阳树脂pH 3~5，阴树脂pH 8~9。

6. 纯水设备在安装后对制水系统、输水系统以及再生制剂等进行检查。设置所有阀门的标识；检查所有仪表：压力表、流量表、电导仪测试值显示情况等，检查和试运转合格才能使用。

7. 记录设备保养情况，如加盐量，手动反冲洗时间，填料和反渗透膜的更换时间。

8. 按照设备说明书定期维护保养。

第三节 如何建立水处理系统操作的考核标准？

见表 2-10-3-1。

表 2-10-3-1 消毒供应中心纯水处理系统操作评分标准

项目	分值	技术操作要求	A	B	C	D	姓名	得分
评估	15	仪器：性能良好，功能完备	5	4	3	2		
		环境：安全、整洁	5	4	3	2		
		操作者：按区域规范着装	5	4	3	2		
操作流程	75	操作前：了解电源开关分布和操作方式	10	8	6	4		
		开机时先打开黄色电源，输入密码"100"，进入模式界面	10	8	6	4		
		选择供水模式正确	10	8	6	4		
		判读压力表，流量表的参数是否达到0.2Pa（进水和出水口）	10	8	6	4		
		区分两个储水罐中的成分，知晓软储水罐、纯水储水罐	10	8	6	4		
		关闭时先点击"退出"按钮，输入"100"，接着关闭电源	15	10	8	6		
		泛水时应急处理措施正确，关闭水阀	10	8	6	4		
评价	10	操作流程，用密码关机	10	8	6	4		
		开机前检查清楚						
		电解质：要定期加盐						
		交接班到位，及时填写记录本						
		了解电导率						
		熟悉水质的硬度监测操作						
总分		100	实得分合计					

第四节 如何建立水处理系统故障的应急方案?

1. 每日开启水处理系统时,先检查水源供给是否正常,查看进水水压表以确认;

2. 开启设备,观察设备显示仪表自检是否通过,并选择相应的制水程序,如果仪表发生异常,先确认设备显示的错误代码,根据说明书查找对应的处理方法;

3. 水处理系统发生泛水时,首先切断电源,关闭进水阀,开启输水阀进行快速排水,同时组织科室工作人员及时清理泛水区域,减小对设备的损伤;

4. 水处理系统再次启动后,及时查找系统错误的原因,若为科室人员操作失误应及时进行整改,加大培训,如果是设备零件损坏引发的事件,应急时报护士长上报设备科,对设备进行进行维修,运行验证工作正常后方可使用。

第十一章 酸性氧化电位水生成器操作质控指引

第一节 遵循酸性氧化电位水生成器说明书如何做？

酸性氧化电位水是利用有隔膜式的电解槽将混有一定比例氯化钠和经软水处理的自来水电解，在阳极侧生成具有低浓度有效氯、高氧化还原的酸性溶液，同时在阴极一侧生成负氧化还原电位水的碱性水溶液的装置。酸性电位水具有较强的氧化性，对微生物具有较强的杀灭作用，杀菌速度快，使用范围广，安全可靠，不残留，对环境无污染。但酸性氧化电位水对光较为敏感，稳定性不高，应现制现用，且对金属制品有腐蚀性。所以在使用前应研读厂家说明书，了解酸性氧化电位水的配置原理，熟悉酸性氧化电位水生成器（图2-11-1-1）各种操作按键的作用及注意事项，防范因操作不当引发的事件。

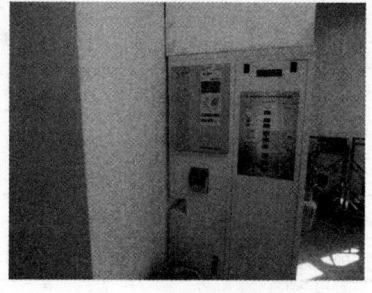

图2-11-1-1 酸化氧化电位水生成器

第二节 如何制定酸性氧化电位水生成器标准化操作流程?

▶ 酸性氧化电位水操作视频

使用酸性氧化电位水时首先应遵循厂家说明书及医院消毒供应中心国家标准 WS310.2-2016 的相关规定,由于酸性氧化电位水生成器在电解过程中会释放少量的氯气和氢气,因此需要将设备放置在干燥、通风良好且没有阳光的地方,贮藏的酸性氧化电位水应选用避光、密封的硬质聚氯乙烯材质的容器装载,室温下不超过 3 天。在制定标准化流程前应在出水口对水质进行测试,监测 pH、有效氯浓度、氧化还原电位(ORP)值,且需要考虑每次使用完毕后,可再排放少量碱性还原水或自来水,减少对排水管道的腐蚀度。

第三节 如何建立酸性氧化电位水生成器操作的考核标准?

消毒供应中心酸性电位水操作评分标准见表 2-11-3-1。

表 2-11-3-1 消毒供应中心酸性电位水操作评分标准

项目	分值	技术操作要求	评分等级 A	B	C	D	姓名	得分
评估	15	仪器:性能良好,功能完备	5	4	3	2		
		环境:安全、整洁、地面干燥	5	4	3	2		
		操作者:按区域规范着装,防护到位	5	4	3	2		

续表

项目	分值	技术操作要求	评分等级 A	B	C	D	姓名	得分
操作流程	75	开机前确认纯水供应正常	10	8	6	4		
		开机时先接通电源开关,在控制面板上按绿色工作键	15	12	10	8		
		运行数分钟后观察参数:pH 2.2~2.7,有效氯30~80,电导率0.55mI,流量为1.8~2.2L/min 符合要求	20	15	10	5		
		结束时,先按红色停止键,再关闭电源	15	12	10	8		
		当面板显示缺电解质时点击注水键,加入分析纯(精盐),搅拌均匀,观察注水量是否符合要求	15	12	10	8		
评价	10	知晓酸性电位水的适用范围	10	8	6	4		
		掌握酸性电位水的浸泡时间(一般诊疗物品3~5分钟)						
		知晓酸性电位水注意事项						
		定期加分析纯,及时保养						
		掌握酸性电位水的监测方法						
总分		100	实得分合计					

第四节　如何建立酸性氧化电位水生成器的应急方案?

1. 酸性氧化电位水制水设备异常,首先观察显示面板和打印相关参数查找异常原因,若是缺电解质应及时添加电解质同时加入适量的纯水,防止电极返洗时烧坏电机;

2. 酸性氧化电位水制水设备异常,不妨碍正常工作且无相关显示时,应及时报护士长上报设备科进行维修,同时启动使用备用含氯消毒剂代替酸水对物品进行消毒。

第十二章

医用干燥柜操作质控指引

第一节 遵循医用干燥柜说明书如何做？

水是细菌滋生的基本条件，有水和适宜的温度条件下会使细菌繁殖，从而影响器械清洗消毒后的质量，因此干燥的意义是能够防止细菌污染，确保消毒后器械的质量。一般选择干燥柜进行干燥，它是利用电阻丝、电热管为发热源，靠风热循环带走器械表面水分的设备（图2-12-1-1），具有温度和时间控制功能，可以避免手工干燥使用抹布和人为因素等可能造成的污染，保证器械消毒质量安全。干燥柜的使用应遵循产品说明书和操作规程，使用前需认真研读说明书，了解各按键的功能、温度和时间的设置及注意事项。

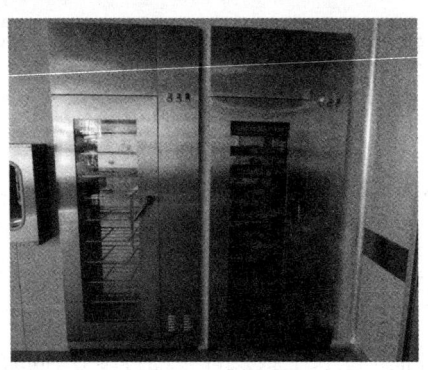

图2-12-1-1 医用干燥柜

第二节 如何制定医用干燥柜标准化操作流程?

▶ 医用干燥柜操作视频

应根据器械耐热材质选择适宜的温度和时间,依据 WS310 标准,金属类干燥温度 70~90℃,塑胶类干燥温度 65~75℃,管腔类采用低温负压干燥柜进行干燥;器械干燥时需要置于网篮中,保持一定的间隙有利于干燥。干燥完成时应先关闭干燥柜,卸载器械时,工作人员应佩戴防烫手套,避免裸手直接接触器械篮筐。

第三节 如何建立医用干燥柜操作的考核标准?

消毒供应中心医用干燥柜操作评分标准见表 2-12-3-1。

表 2-12-3-1 消毒供应中心医用干燥柜操作评分标准

项目	分值	技术操作要求	评分等级				姓名	得分
			A	B	C	D		
评估	15	仪器:性能良好,功能完备	5	4	3	2		
		环境:安全、整洁、地面干燥	5	4	3	2		
		操作者:按区域规范着装,防护到位	5	4	3	2		
操作流程	75	开机前:检查电源与医用干燥柜插座是否到位	10	8	6	4		
		观察干燥柜界面参数是否正常	10	8	6	4		
		把需要干燥的器械、器具和物品放入其中,关好柜门	10	8	6	4		
		按"参数"键,再根据器械的性质使用"+、-"选择	10	8	6	4		

续表

项目	分值	技术操作要求	评分等级 A	B	C	D	姓名	得分
操作流程	75	再按"确定"键,干燥柜进入运行状态,观察是否正常	10	8	6	4		
		干燥时间结束后,有"滴答"报警声,继续选择干燥	10	8	6	4		
		关闭干燥柜时,先按"复位"键,界面出现"退出"再确认	10	8	6	4		
		最后关闭电源开关	5	4	3	2		
评价	10	操作前:了解干燥柜的用途、使用范围和注意事项	10	8	6	4		
		装载时注意器械、器具不宜超出篮筐						
		装载和卸载要防止烫伤						
		定期对干燥柜进行清洁和保养,保持干燥柜内环境清洁						
总分		100	实得分合计					

第四节　如何建立医用干燥柜的应急方案?

1. 医用干燥柜发生异常时,先检查电源,查看是否存在短路或断电等情况。

2. 医用干燥柜可以正常开启,但没有热风,考虑风机烧毁或是设置干燥温度不正确,但一直处于低温时考虑加热丝烧毁,应及时联系设备科进行维修。

3. 科室有预备干燥柜时及时更换干燥柜,如果没有则使用全自动清洗机的干燥程序进行单独干燥。

第十三章

医用封口机操作质控指引

第一节 遵循医用封口机说明书如何做？

医用封口机是消毒供应中心用于对纸塑包装进行密封处理的设备(图2-13-1-1)，分为脉冲型和连续型两种，关键指标是热密封温度、接触压力、时间等。一般而言，应根据科室所选择的纸塑包装材料选择设置适合的密封温度，如果温度过低可导致封口密封不完整，而如果温度过高，则可能导致拆包困难或者包装材料损坏。应结合厂家提供的纸塑包装袋选择适宜的温度。

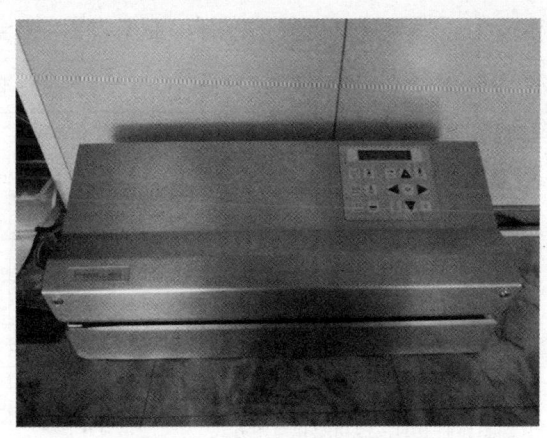

图2-13-1-1 医用封口机

第二节 如何制定医用封口机标准化操作流程?

▶ **医用封口机操作视频**

每日使用封口机时,首先需要观察设备的预设温度是否达标,对封口机使用专用测试条进行密封性监测,保证密封可靠性;其次观察其他相关的参数如日期打印是否正确,每日需进行气密性测试合格后才能投入使用。定期清洁部件,清除包装材料残留的痕迹以及内部主板和风机的灰尘,防止设备过热损坏各部件。

第三节 如何建立医用封口机操作的考核标准?

消毒供应中心医用封口机操作评分标准见表 2-13-1-1。

表 2-13-1-1 消毒供应中心医用封口机操作评分标准

项目	分值	技术操作要求	评分等级				姓名	得分
			A	B	C	D		
评估	15	仪器:性能良好,功能完备	5	4	3	2		
		环境:安全、整洁、地面干燥	5	4	3	2		
		操作者:按区域规范着装,防护到位	5	4	3	2		
操作流程	75	开机前,先检查电源和封口机插座	8	6	4	2		
		开机时,观察和聆听运行是否正常	8	6	4	2		
		熟悉界面上的按键功能和使用方式	8	6	4	2		
		做好相关记录,观察机器运行是否正常	8	6	4	2		
		对封口机系统设置,时间、年月等设置正确	8	6	4	2		

续表

项目	分值	技术操作要求	评分等级				姓名	得分
			A	B	C	D		
操作流程	75	封装时:密封宽度、完好性、材料等符合要求规范	15	10	8	5		
		根据封口位置进行灭菌包装,进行封口操作	15	10	8	5		
		关机时操作符合规范,先关闭机器再关闭电源	5	4	3	2		
评价	10	能熟练进行封口,且操作符合要求	10	8	6	4		
		能定期对封口机进行保养和维护						
		操作前了解医用封口机的用途、使用范围和注意事项						
		能掌握封口机的测试方式						
总分		100	实得分合计					

第四节　如何建立医用封口机的应急方案?

1. 医用封口机开机时,检查封口温度是否达到设置的温度,如果不能达到,可能加热附件损坏,应及时联系厂家维修;

2. 医用封口机封装纸塑袋字迹不明显,应及时更换打印色带;

3. 医用封口机封装过程中,卡住袋体时应及时切断电源,防止损坏贵重器械,同时开启封口机侧封板,小心移除卡住的器械,再次开启设备应测试封口机的封口质量,防止出现封口不严密的情况;

4. 当医用封口机无法正常开启或温度一直过高时,考虑风机损坏,应及时停用封口机,联系厂家进行维修,防止温度过高损坏封口机控制主板。

第十四章

生物监测仪操作质控指引

第一节 遵循生物监测仪说明书如何做？

生物监测是通过标准化菌株和符合抗力要求的抗力来考核整个符合水平的测定，一般来说生物指示物是根据测试的条件来选择。例如，压力灭菌使用嗜热脂肪芽胞杆菌挑战压力灭菌效果，而环氧乙烷灭菌使用枯草杆菌来挑战环氧乙烷灭菌效果。在使用生物监测仪(图2-14-1-1)时需要认真阅读厂家使用说明书，注意正确使用监测管，灭菌完毕温度需要冷却后才能进行培养，且须设立阳性对照管。生物监测能直接反映灭菌过程对微生物的杀灭能力和效果，但它不能代替物理监测和化学监测。

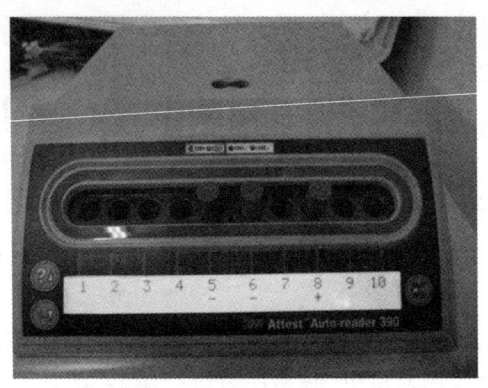

图2-14-1-1 生物监测仪

第二节 如何制定生物监测仪标准化操作流程?

▶ **压力蒸汽生物监测仪操作视频**

▶ **环氧乙烷快速生物阅读仪视频**

压力蒸汽快速生物阅读仪操作流程:
1. 操作前连接变压器和电源线;
2. 连接电源线两端,一边为设备接口,一边为电源插座;
3. 显示"C1",保持5~15分钟,出现"——"达到温度;
4. 压下生物指示剂塑料帽,放入挤碎槽中挤碎,湿润菌片;
5. 另取一支同批号没灭菌的生物指示剂挤碎,湿润菌片;
6. 同时放入预热好的培养孔中;
7. 指示剂会显示".",阳性1~1.5小时,阴性达3小时;
8. 阴性结果显示绿色"-",无报警声,培养结束可取出;
9. 完成培养,拔出电源,待仪器冷却后用干净布遮盖。

第三节 如何建立生物监测仪操作的考核标准?

见表2-14-2-1。

表2-14-2-1 消毒供应中心压力蒸汽快速生物阅读仪操作评分标准

项目	分值	技术操作要求	评分等级 A	B	C	D	姓名	得分
评估	15	仪器:性能良好,功能完备	5	4	3	2		
		环境:安全、整洁、地面干燥	5	4	3	2		
		操作者:按区域规范着装,防护到位	5	4	3	2		
操作流程	75	操作前连接变压器和电源线	8	6	4	2		
		连接电源线两端,一边为设备接口,一边为电源插座	8	6	4	2		
		显示"C1",保持5~15分钟,出现"——"达到温度	8	6	4	2		
		压下生物指示剂塑料帽,放入挤碎槽中挤碎,湿润菌片	8	6	4	2		
		另取一支同批号没灭菌的生物指示剂挤碎,湿润菌片	8	6	4	2		
		同时放入预热好的培养孔中	8	6	4	2		
		指示剂会显示".",阳性1~1.5小时,阴性达3小时	8	6	4	2		
		阳性结果显示红色"+",有报警声,按显示屏禁音即可	6	4	2	1		
		阴性结果显示绿色"-",无报警声,培养结束可取出	6	4	2	1		
		完成培养,拔出电源,待仪器冷却后用干净布遮盖	7	5	3	1		
评价	10	预热时确保显示"F3",否则培养结果作废	10	8	6	4		
		玻璃指示剂挤碎,使菌片充分湿润						
		培养过程不允许打开孔盖,移动培养指示剂						
		阳性对照管为同一批号						
		操作人员务必戴好手套,防止污染						
		了解生物指示剂内的成分						
总分		100	实得分合计					

第十五章

ATP荧光监测仪操作质控指引

第一节 遵循ATP荧光监测仪说明书如何做？

ATP广泛存在于各类生物中并且含量稳定,它是细胞活动的能源,经研究,污染物的多少与ATP有着明显的数量对应关系,可以定量分析污染物的多少,并且具有操作便捷、高效率等特点。ATP以游离可溶解的状态在荧光素和荧光酶的作用下会发光,而ATP含量RLU与微生物的数量CFU之间呈线性关系,因此ATP生物荧光法检测的RLU值可以反映出微生物的数量。ATP荧光仪可客观测评软式内镜手工清洗或再处理后清洗消毒的效果,对于监测贵重精密器械的清洗质量比简单的蛋白残留试剂更精确和便捷(图2-15-1-1)。在使用ATP荧光监测仪时首先需认真研读厂家使用说明书,熟悉ATP荧光仪各个功能键的作用,牢记使用过程中的注意事项,防止因操作不当可能导致的情况;规范使用过程中对样品采样时的方法和注意事项,防止监测数据偏差过大,保证耗材的合理使用和实验结果的准确。

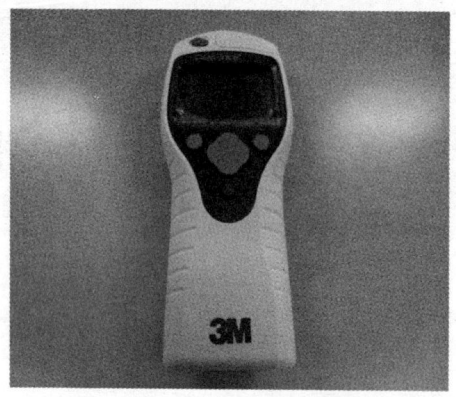

图 2-15-1-1 ATP 荧光监测仪

第二节 如何制定 ATP 荧光监测仪标准化操作流程?

▶ ATP 荧光监测仪操作视频

在实际使用过程中,排除设备自身的因素外,对器械进行 ATP 采样时,采样的方法和手段对监测的结果影响较大,在使用前需要首先需熟悉设备的操作方式,其次重要的是保证采样的规范化,防止出现采样污染的发生。因此,采样人员需要规范着装,佩戴手套及口罩,对器械采样时应在器械表面较难清洗的部分反复进行,避免接触到其他污染点,合理评价采样标准。

第三节 如何建立 ATP 荧光监测仪操作的考核标准?

消毒供应中心 ATP 荧光监测仪操作评分标准见表 2-15-3-1。

表2-15-3-1　消毒供应中心ATP荧光监测仪操作评分标准

项目	分值	技术操作要求	评分等级 A	B	C	D	姓名	得分
评估	15	仪器：性能良好，功能完备	5	4	3	2		
		环境：安全、整洁、地面干燥	5	4	3	2		
		操作者：按区域规范着装	5	4	3	2		
操作流程	75	操作前检查设备是否能正常开启，电源是否充足	8	6	4	2		
		使用荧光采样棒对器械进行采样，规范操作避免污染	8	6	4	2		
		采样棒对器械采样后避免接触污染，放入试管摇匀	10	6	4	2		
		按左键打开荧光监测仪装载口，放入采样棒后关闭	9	6	4	2		
		使用按键选择器械的名称加以确定	8	6	4	2		
		按右键读取荧光反应参数，判断器械清洗质量	8	6	4	2		
		测试完毕取出采样试管归入医疗垃圾	8	6	4	2		
		使用数据线将设备数据导入电脑进行保存	8	4	2	1		
		关闭荧光监测仪，清点相关附件做好记录	8	4	2	1		
评价	10	采样荧光反应管需要低温存储，即开即用	10	8	6	4		
		采样读数避免在阳光下进行						
		操作人员务必戴好手套，防止污染						
		对设备清洁需要使用纱布和医用酒精清洁						
总分		100	实得分合计					

第十六章

常用基础器械质控指引

● 分类操作流程

● 手术器械的清洗流程

● 管腔类器械、湿化瓶、止血带人工清洗流程

第一节　临床常用治疗包如何进行质控？

临床常用治疗包采用图谱及注意事项提示进行。

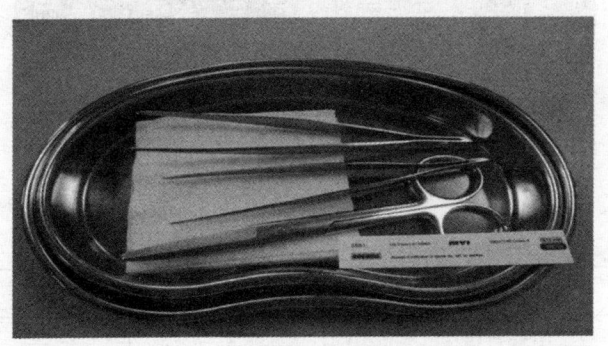

普通外科换药盘

物品	数量
中号弯盘	1
小号弯盘	1
有齿敷料镊 14cm	1
无齿敷料镊 14cm	1
线剪 14cm	1
8*8 纱布	4

注意事项提示：
1. 皱纹纸闭合式包装或纸塑袋密封式包装，有效期 180 天。
2. 剪刀刀刃锋利，镊子夹持功能良好。

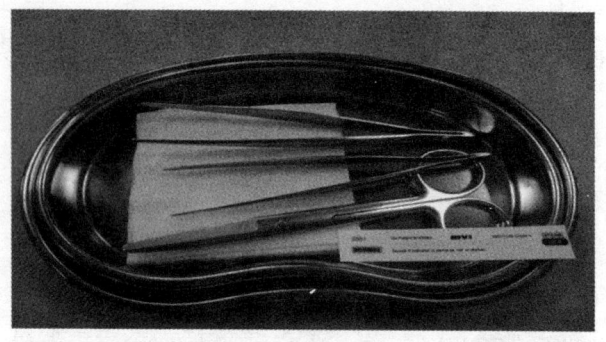

神经外科换药盘

物品	数量
中号弯盘	1
小号弯盘	1
有齿敷料镊 14cm	1
无齿敷料镊 14cm	1
10 * 12 纱布	2
小棉球	10

注意事项提示：

1. 皱纹纸闭合包装,有效期 180 天。
2. 镊子夹持功能良好。
3. 医用脱脂棉无生物刺激性。

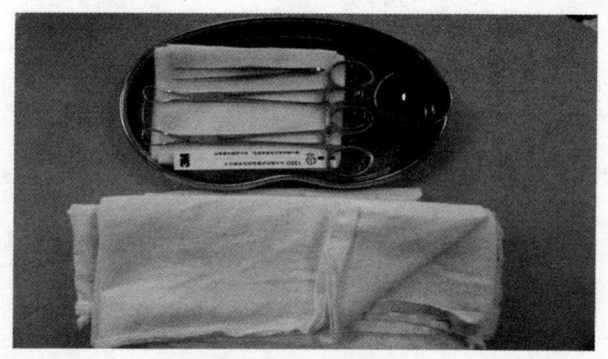

肾内科活检包

物品	数量
大号弯盘	1
布巾钳 14cm	2
精细镊 10cm	1
小药杯	1
10*12 纱布	6
布方巾	6

注意事项提示：

1. 皱纹纸闭合包装,有效期 180 天。
2. 布巾钳、精细镊夹持功能良好。
3. 辅料对光检查无破损,无污渍。

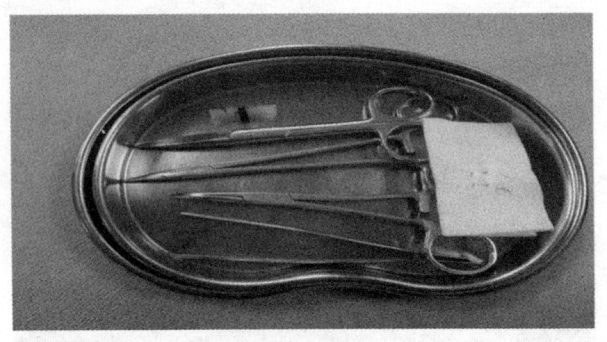

血透科缝合包

物品	数量
大号弯盘	1
中号弯盘	1
弯止血钳14cm	1
持针器14cm	1
有齿敷料镊14cm	1
线剪14cm	1
20cm缝线	2
7*17缝合角针	2

注意事项提示：

1. 皱纹纸闭合包装，有效期180天。
2. 剪刀刀刃锋利、止血钳、镊子夹持功能良好。
3. 医用缝合线有良好的组织相容性，线体柔软。
4. 持针器功能良好，持针测试无松动。
5. 缝合针锐利无勾，用纱布固定。

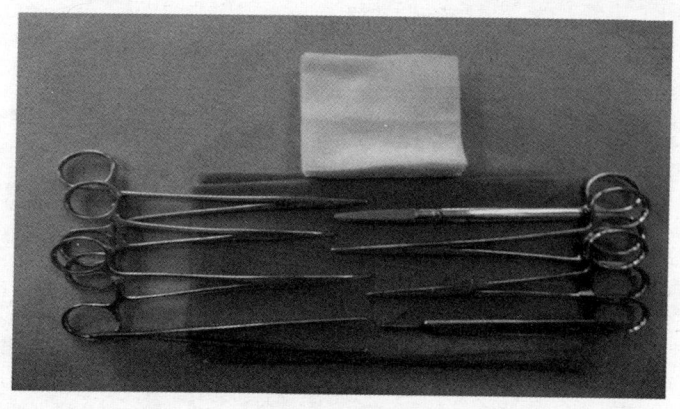

外科门诊小手术包

物品	数量
物品	数量
弯止血钳 14cm	2
弯止血钳 13cm	2
直止血钳 13cm	1
弯长组织剪	1
3号刀柄	1
艾立斯 14cm	1
布巾钳 14cm	1
持针器 14cm	1
小药杯	1
洞巾	1
8*8纱布	2
10*12纱布	3

注意事项提示：

1. 皱纹纸闭合式包装,有效期180天。
2. 剪刀刀刃锋利,止血钳夹持功能良好。

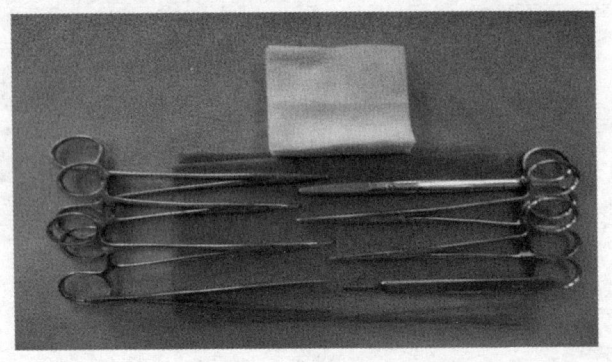

乳腺胸腔闭式引流切开包

物品	数量
弯止血钳 14cm	2
直止血钳 14cm	2
持针器 14cm	1
有齿敷料镊 14cm	1
3号刀柄	1
组织剪 14cm	1
洞巾	1
8*8	6

注意事项提示：

1. 皱纹纸闭合式包装,有效期180天。
2. 剪刀刀刃锋利,止血钳、镊子夹持功能良好。

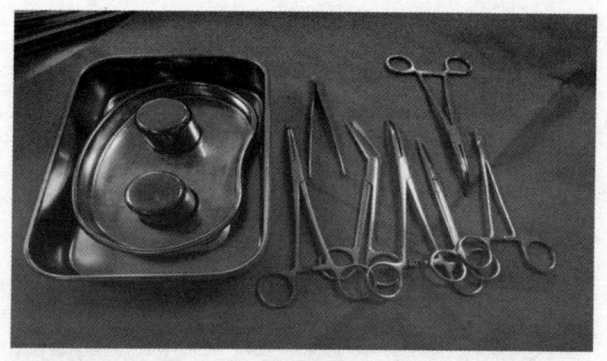

产房产包

物品	数量
方盒	1
中号弯盘	1
小药杯	2
弯止血钳 16cm	3
侧切线剪 16cm	1
长线剪 16cm	1
有齿敷料镊 16cm	1
持针器 14cm	1

注意事项提示：
1. 无纺布闭合式包装，有效期 180 天。
2. 剪刀刀刃锋利，止血钳、镊子夹持功能良好。

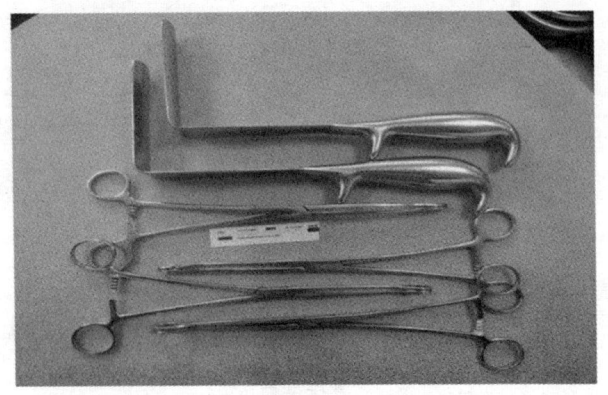

产房妇检器

物品	数量
产科拉钩	2
无齿卵圆钳	4

注意事项提示:

1. 皱纹纸闭合包装,有效期180天。
2. 拉钩平整、光滑、功能良好。
3. 卵圆钳清洁、功能良好。

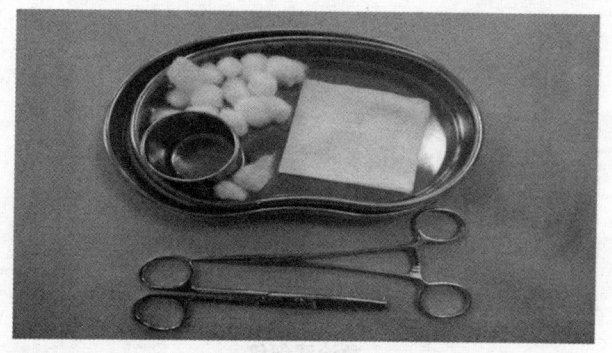

新生儿科换药盘

物品	数量
大号弯盘	1
中号弯盘	1
小药杯	1
直止血钳 14cm	1
组织剪 14cm	1
小棉球	15
8＊8 纱布	1

注意事项提示：

1. 皱纹纸闭合式包装,有效期 180 天。
2. 剪刀刀刃锋利,止血钳夹持功能良好。
3. 医用脱脂棉无生物刺激性。

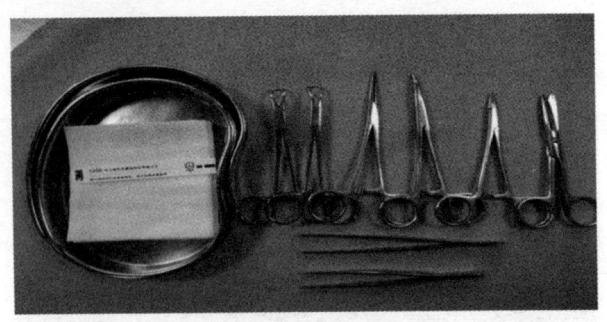

急诊清创包

物品	数量
大号弯盘	1
中号弯盘	1
布巾钳	2
直止血钳	1
弯止血钳	1
持针器	1
线剪	1
无齿敷料镊	1
有齿敷料镊	1
10*12纱布	3
洞巾	1

注意事项提示：

1. 皱纹纸闭合式包装,有效期180天。

2. 剪刀刀刃锋利,布巾钳、止血钳、镊子夹持功能良好。

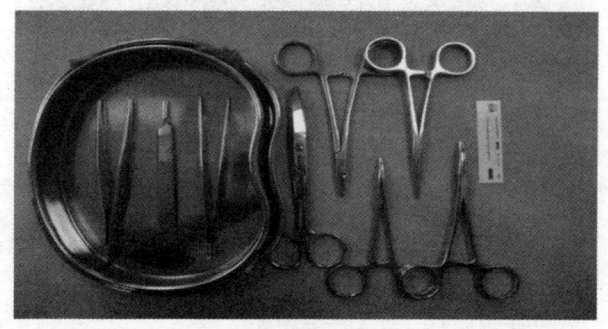

骨科缝合包

物品	数量
大号弯盘	1
中号弯盘	1
有齿敷料镊	1
无齿敷料镊	1
3号刀柄	1
直止血钳	1
弯止血钳	1
蚊式钳	1
尖翘组织剪	1
持针器	1
方巾	1

注意事项提示：

1. 皱纹纸闭合包装，有效期180天。
2. 剪刀刀刃锋利，止血钳、镊子夹持功能良好。

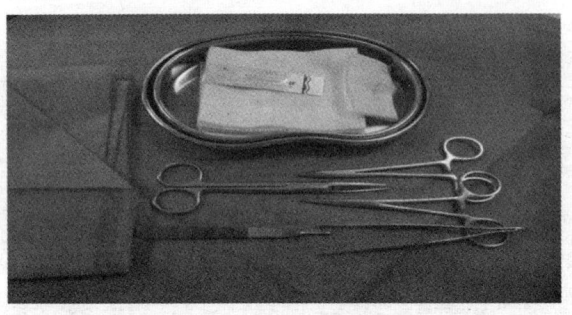

肺科胸管包

物品	数量
大号弯盘	1
中号弯盘	1
组织剪	1
无齿敷料镊	1
持针器	1
直止血钳	1
3号刀柄	1
10号刀片	1
10*12纱布	4
洞巾	1
医用缝合角针	1
医用缝合线1m	1

注意事项提示：

1. 皱纹纸闭合包装,有效期180天。
2. 剪刀刀刃锋利,止血钳、镊子夹持功能良好。
3. 医用缝合线有良好的组织相容性,线体柔软。
4. 持针器功能良好,持针测试无松动。
5. 缝合针锐利无勾,用纱布固定。

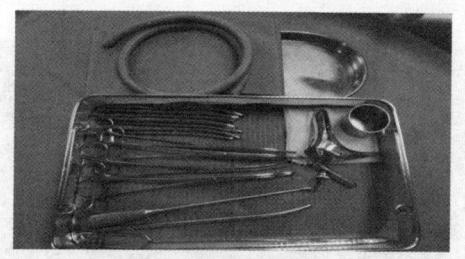

人工流产包

物品	数量
带孔箩筐	1
中号弯盘	1
小药杯	1
扩阴器	1
扩条 5~8	7
探针	1
6号吸引管	1
7号吸引管	1
刮匙	1
宫颈钳	1
敷料钳	1
有齿卵圆钳	1
无齿卵圆钳	1
橡胶管 80~100cm	1
10*12 纱布	1
棉签	1
长口洞巾	1

注意事项提示：

1. 无纺布闭合式包装，有效期180天。

2. 箩筐内用治疗巾铺盘。

3. 扩阴器扩张充分，螺丝无松动。

4. 刮匙刃口锋利，取样迅速，吸引管刻度清晰，管腔通畅，探针柔性适宜。

5. 扩条表面光滑，功能良好，刻度清晰。

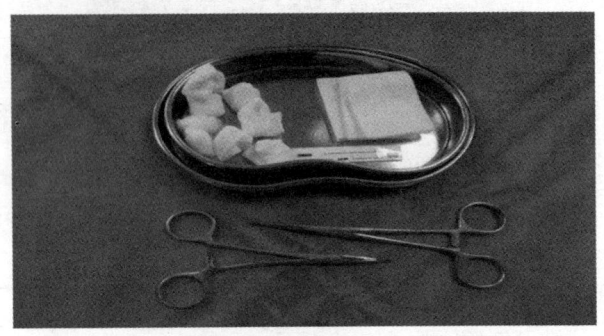

PICC 护理包

物品	数量
大号弯盘	1
中号弯盘	1
直止血钳	1
弯止血钳	1
5*7纱布	3
小棉球	2
小纱球	6

注意事项提示：

1. 皱纹纸闭合包装,有效期180天。
2. 止血钳夹持功能良好。
3. 医用脱脂棉球无生物刺激性。
4. 医用纱球柔性适宜,无毛糙。

第二节 手术器械图谱及质控如何建立?

▶ 基础手术器械的检查装配流程视频

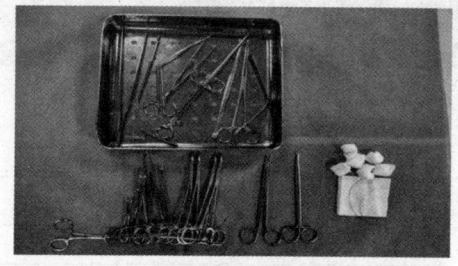

腭咽成型(包)

中弯 * 4	消毒敷料钳 * 1
艾丽斯 * 2	扁桃体抓钳 * 1
布巾钳 * 4	扁桃体圈套器 * 1
组织剪 * 1	7 号刀柄 * 1
线剪 * 1	压舌板 * 1
持针器 * 1	枪状镊 * 1
纱球 * 5	尤齿长镊 * 1
	钢丝 * 2 根

注意事项提示:

1. 无纺布闭合式包装,有效期 180 天。
2. 医用纱球柔性适宜,无毛糙。
3. 剪刀刀刀刃锋利,螺丝无松动,镊子夹持功能良好。
4. 血管钳卡扣测试无弹开。
5. 持针器功能良好,持针测试无松动。
6. 扁桃体圈套器螺丝无松动。
7. 钢丝长度合适。
8. 布巾钳测试功能完好。

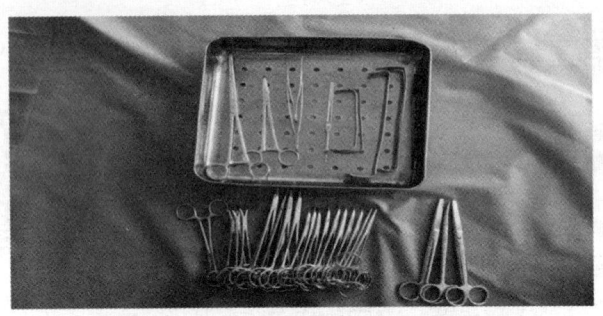

关节镜

直钳 *2	米式钳 *1
弯钳 *8	持针器 *3
中弯 *2	布巾钳 *4
有齿短镊 *1	7 号刀柄 *1
无齿短镊 *1	甲状腺拉钩 *2
小拉钩 *2	线剪 *2
艾丽斯 *2	组织剪 *1
	卵圆钳 *1

注意事项提示：

1. 无纺布闭合式包装,有效期 180 天。
2. 剪刀刀刃锋利,螺丝无松动,镊子夹持功能良好。
3. 血管钳卡扣测试无弹开。
4. 持针器功能良好,持针测试无松动。
5. 布巾钳测试功能完好。

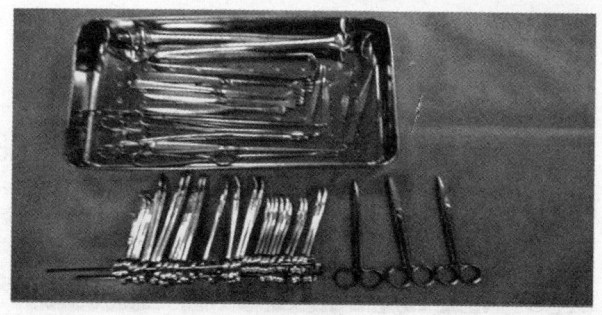

骨科器械

腹腔拉钩 *2	消毒敷料钳 *1
甲状腺拉钩 *2	小弯钳 *10
四齿皮状拉钩 *2	中弯钳 *4
单齿拉钩 *1	艾丽斯钳 *4
双齿拉钩 *1	持针器 *2
有齿短镊 *1	直可克钳 *2
无齿短镊 *	布巾钳 *4
刮匙 *1	线剪 *2
骨膜剥离器 *2	组织剪 *1
长无齿镊 *1	卵圆钳
4号刀柄 *2	

注意事项提示：

1. 无纺布闭合式包装,有效期180天。
2. 剪刀刀刃锋利,螺丝无松动,镊子夹持功能良好。
3. 血管钳卡扣测试无弹开。
4. 布巾钳测试功能完好。
5. 持针器功能良好,持针测试无松动。

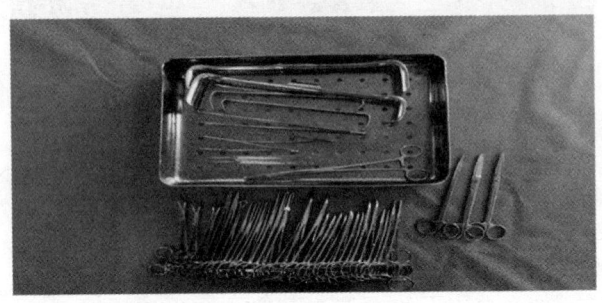

阑尾包

腹腔拉钩 * 2	消毒敷料钳 * 1
甲状腺 * 2	直钳 * 4
4号刀柄 * 2	小弯钳 * 10
有齿短镊 * 1	中弯钳 * 2
无齿短镊 * 1	蚊式钳 * 2
无齿长镊 * 1	艾丽斯 * 8
卵圆钳 * 1	阑尾钳 * 1
组织剪 * 1	持针器 * 2
线剪 * 2	布巾钳 * 4

注意事项提示：

1. 无纺布闭合式包装,有效期180天。
2. 剪刀刀刃锋利,螺丝无松动,镊子夹持功能良好。
3. 血管钳卡扣测试无弹开。
4. 持针器功能良好,持针测试无松动。
5. 布巾钳测试功能完好。

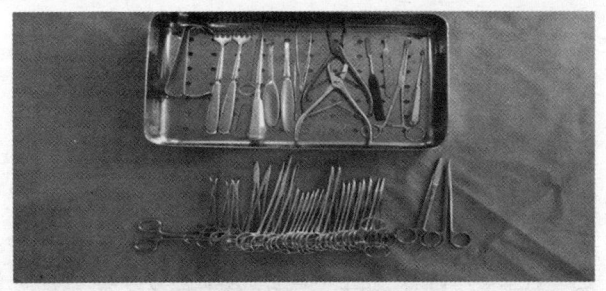

扩创包

单齿拉钩 * 1	组织剪 * 1
双齿拉钩 * 1	线剪 * 1
刮匙 * 1	直钳 * 2
骨膜剥离器 * 2	小弯钳 * 6
骨锉 * 1	中弯钳 * 2
咬骨钳 * 1	蚊式钳 * 8
咬骨剪 * 1	艾丽斯 * 2
甲状腺拉钩 * 2	持针器 * 3
四齿浅皮肤拉钩 * 2	布巾钳 * 4
3号刀柄 * 1	消毒敷料钳 * 1
弯盘 * 1	有齿镊 * 1
治疗碗 * 2	无齿镊 * 1
药杯 * 2	

注意事项提示：

1. 无纺布闭合式包装,有效期180天。
2. 剪刀刀刃锋利,螺丝无松动,镊子夹持功能良好。
3. 血管钳卡扣测试无弹开。
4. 持针器功能良好,持针测试无松动。
5. 咬骨钳、咬骨剪螺丝无松动。
6. 布巾钳测试功能完好。

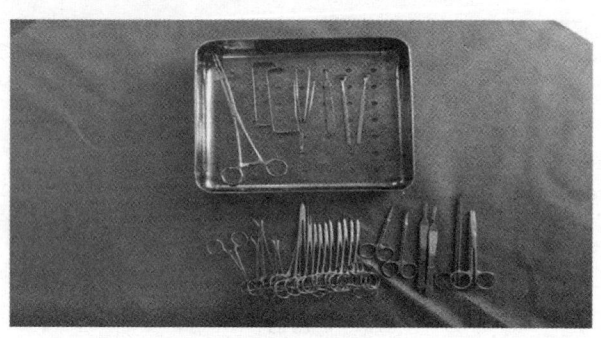

小手术包

小拉钩*2	蚊式钳*8
3号刀柄*1	艾丽斯*2
有齿短镊*1	持针器*2
无齿短镊*1	布巾钳*4
精细组织剪*1	消毒敷料钳*1
精细线剪*1	有齿整形镊*1
组织剪*1	无齿整形镊*1
线剪*1	静脉拉钩*2

注意事项提示：

1. 无纺布闭合式包装,有效期180天。
2. 剪刀刀刃锋利,螺丝无松动,镊子夹持功能良好。
3. 血管钳卡扣测试无弹开。
4. 持针器功能良好,持针测试无松动。
5. 精细剪刀、整形镊用保护套保护。
6. 布巾钳测试功能完好。

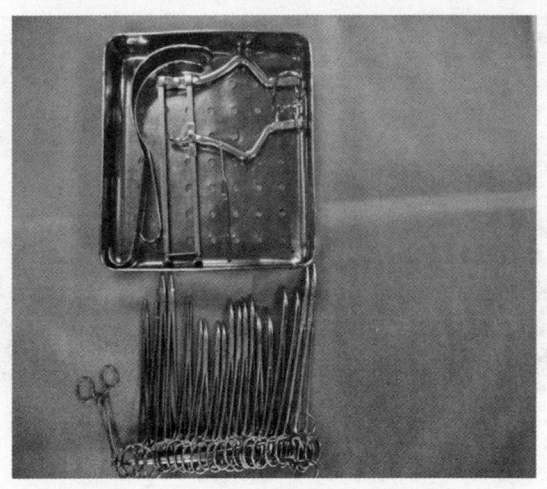

子宫包

中 S 拉钩 * 1	长弯头可克钳 * 2
小 S 拉钩 * 1	短弯头可克钳 * 2
7 号刀柄 * 1	粗头中弯 * 2
卵圆钳 * 1	中弯 * 4
自动拉钩 * 1	小弯 * 4
艾丽斯 * 2	
持针器 * 4	
布巾钳 * 1	

注意事项提示:
1. 无纺布闭合式包装,有效期 180 天。
2. 血管钳卡扣测试无弹开。
3. 持针器功能良好,持针测试无松动。
4. 自动拉钩螺丝无松动。
5. 布巾钳测试功能完好。

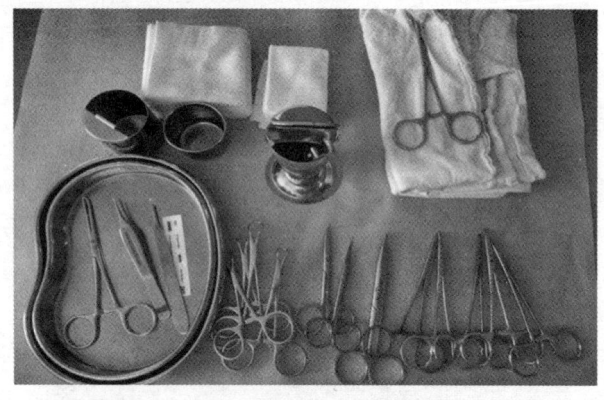

美容科手术包

中号弯盘 * 1	艾丽斯 * 2
小号弯盘 * 1	弯钳 * 4
3 号刀柄 * 1	持针器 * 1
有齿整形镊 * 1	线剪 * 1
药杯 * 2	精细线剪 * 1
无菌持物镊缸 * 1	精细组织剪 * 1
布方巾 * 3	布巾钳 * 4
8 * 8 纱布 * 10	
5 * 7 纱布 * 10	

注意事项提示：

1. 皱纹纸闭合式包装,有效期 180 天。
2. 剪刀刀刃锋利,螺丝无松动,镊子夹持功能良好。
3. 持针器功能良好,持针测试无松动。
4. 精细镊、精细剪用保护套保护。
5. 布巾钳测试功能完好。

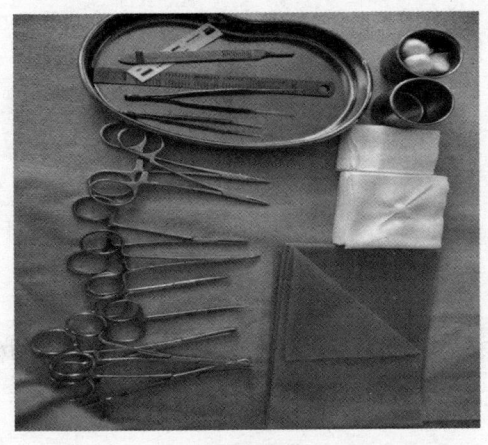

皮肤科手术包

弯盘*2	艾丽斯*3
3号刀柄*1	直钳*1
尺子*1	弯钳*1
有齿整形镊*1	持针器*2
精细有齿镊*1	精细线剪*1
药杯*2	精细组织剪*1
小棉球*6	牙签*1
8*8纱布*4	一次性洞巾*1
	5*7纱布*4

注意事项提示：

1. 皱纹纸闭合式包装，有效期180天。
2. 剪刀刀刃锋利，螺丝无松动，镊子夹持功能良好。
3. 持针器功能良好，持针测试无松动。
4. 医用脱脂棉球无生物刺激性。
5. 牙签两头完好，表面光滑。
6. 精细剪、精细镊用保护套保护。

第十七章 外来器械质控指引

第一节 消毒供应中心外来器械管理制度如何建立？

1. 外来器械的植入物的管理应符合 WS310.1-2016 的要求。应以制度明确相关职能部门、临床科室、手术室、CSSD 在外来器械与植入物的管理、交接、清洗、消毒、灭菌及提前发放过程中的责任，开展专项管理。

2. 应采取集中管理方式，由 CSSD 负责外来器械与植入物的接收、清洗、消毒、灭菌及供应的工作。使用后经 CSSD 清洗消毒后可交还于器械供应商。

3. CSSD 应结合医院外来器械与植入物的专项管理要求，建立专科器械管理制度，包括岗位职责、操作流程、操作步骤、质量检测等。

岗位职责：应明确岗位人员业务能力要求、工作任务、职责、工作权限和方法。

操作流程：包括首次接收和常规接收的处理流程及管理要求。

操作步骤：根据外来器械与植入物的类别和处置方法建立操作步骤，包括方法、步骤、注意事项等要求。

质量监测：外来器械与植入物的监测管理和质量标准应符合 WS310.3-2016 的规定。结合实际工作情况来制定和落实监测及记录。

外来器械与植入物的质量记录应具有可追溯性,记录保存应符合 WS310.3-2016 的要求。

4. CSSD 应备存医院与器械厂商签订的服务协议书并做到以下几点:

应提供外来器械与植入物的说明书(内容应包括清洗、消毒、包装、灭菌方法与参数);

应提供每套器械完整的配置清单,应保证足够的时间处置,首次接收的择期手术最晚应于术前日 48 小时前送达 CSSD,常规的择期手术应于手术前日 15 时送达 CSSD,急诊手术应及时送达;

根据医院手术开展情况,宜配备必要的手术敷料包;

CSSD 应与供应商建立质量与服务的反馈制度,CSSD 应与医院相关职能部门对外来器械与植入物处置中的问题进行及时和定期的分析改进。

第二节 外来医疗器械及植入物的准入、验证要求?

1. 植入物的准入要求　植入物必须经在设备科备案,符合《医疗器械监督管理条例》第 26 条规定:"从取得《医疗器械生产许可证》的经营企业购进合格的医疗器械,并验明产品合格证、进口注册证、准销证等卫生权威机构的认可证明,不得使用未经注册、过期失效或淘汰的医疗器械。"

2. 植入物的准入要求　由设备科负责查验供货商的资质证件。证件过期的供货厂商提供的医疗器械一律不得使用。

3. 植入物的使用通知　患者手术前 1 天,下达手术通知书的同时,由使用科室主刀医生依据手术所需与器械厂商联系,由器械厂商按照规定的时间将植入物和配套外来医疗器械送达消毒供应中心。

4. 对器械厂商的要求　医院与器械供应商应签定《植入物及外来医疗器械供应合同》。器械厂商应严格遵守《植入物及外来医疗器械供应合同》要求。器械供应商不得以器械周转基数不足为由,延误送器械时间,从而影响后续的清洗、消毒、灭菌及监测。由此产生的不良后果由器械供应商负责。

第三节　外来器械的人员要求及岗位培训及技术要求如何做?

1. 人员要求

岗位设置:CSSD应设立外来器械与植入物,操作岗位。实行专人专岗负责,人员应相对固定。人员数量应与本岗位工作量相符合。

人员能力:本岗工作人员应具备较强责任心和慎独精神,与器械生产厂商或供应商、手术相关人员建立密切联系,岗位人员应具备常规手术器械清洗、消毒、包装工作的经验,并经过外来器械与植入物的处置培训、考核成绩合格后上岗,并定期评价工作完成质量

2. 岗位培训　学习掌握外来器械与植入物,操作岗位工作职责,熟悉岗位工作任务、操作流程等制度和管理要求,了解外来器械的基本目录、器械分类和基本用途。掌握接收、分类、清洗、消毒、检查、包装等操作步骤。灭菌检测、记录及问题的处理方法;植入物紧急放行流程及要求。定期进行新技术、新标准的专项培训。

3. 技术要求　外来器械与植入物清洗、消毒、灭菌技术操作与方法应遵循器械说明书;耐湿热器械的处置应首选机械清洗方法、湿热消毒方法和压力蒸汽灭菌的方法;不耐湿热的器械应根据器械说明书选择手工清洗方法,化学消毒方法和低温灭菌方法;器械功能检查、保养、装配、包装、灭菌、储存及发放等应符合

WS310.3-2016的规定和要求。灭菌外来器械、植入物和超大超重包,应遵循器械厂商提供的灭菌参数进行处置并做有效性测试;植入物不能使用压力蒸汽灭菌的快速灭菌程序;外来器械与植入物的清洗应符合WS310.3-2016的规定。

外来器械与植入物宜定期进行清洗质量的定量测试,以利用清洗流程与人员操作质量评价和管理;消毒质量及监测应符合WS310.3-2016规定,手工清洗后采用化学消毒方法时应避免二次污染;首次灭菌时对灭菌参数和有效性进行测试,并进行湿包检查;植入物每批次灭菌应进行生物监测,监测合格后方可发放;紧急情况下,使用含第五类化学指示物的生物过程挑战装置(PCD)进行监测,化学指示物监测合格后可提前放行。生物监测不合格时应及时通报使用部门和主管部门。

第四节 外来器械的操作质控细则如何建立?

▶ 外来器械的交接处置包装灭菌流程视频

(一)接收外来器械的工作目标

根据手术通知单接收外来医疗器械、植入物及动力工具;根据器械供应商提供的配置清单清点、核对器械,确保器械接收准确无误、功能完好;厂家提供外来器械在我院设备科备案登记表。

(二)接收外来器械操作原则

在CSSD去污区相对独立的区域接收;接收时不应与其他器械混放;接收时应依据器械配置清单与器械供应商共同清点、核对器械、植入物及动力工具的名称、数量、规格;检查器械、植入物、动力工具及盛装容器的清洁度、功能及完整性;双方签名确认,留存记录,保证可追溯。

(三)外来器械接收操作步骤

1. 应在 CSSD 去污区相对独立的区域接收。
2. 操作人员规范着装,做好个人防护。
3. 物品准备齐全,包括清洗篮筐、标识牌、密纹筐等。
4. 按照外来器械配置清单清点器械、植入物及动力工具的名称、数量、规格。
5. 检查外来器械、植入物、动力工具及专用器械盒的清洁度,有污渍的应及时与器械供应商沟通。
6. 检查器械的功能及完整性,尤其重点检查复杂器械及植入物的功能部位。检查器械有无压痕、凹陷;切削刃、螺钉、螺纹处有无磨损、缺失;运动部件、齿轮等应检查活动度、灵活性,若有器械损坏或缺失应与器械供应商沟通并更换。
7. 核对并记录:患者信息(床号、姓名、ID 号等),手术信息(手术时间、手术名称、手术医生、手术台次),器械信息(厂家名称、器械名称、器械数量、有无植入物、特殊处理器械),清洗消毒及灭菌方式,送货信息(送货人姓名、送达时间、送货人签名、接收者签名)。
8. 如有植入物应在清点单上重点标注(图 2 - 17 - 4 - 1)。

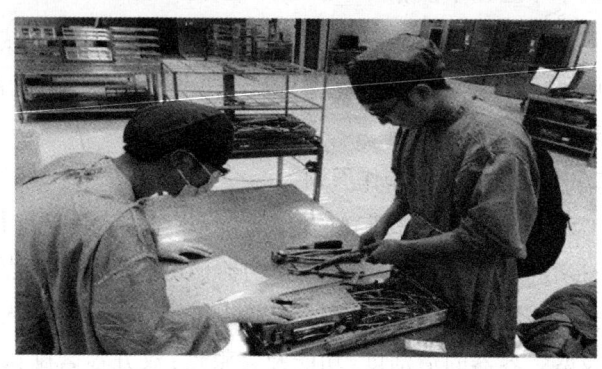

图 2 - 17 - 4 - 1　外来器械接收清点

(四) 接收操作流程

见图 2-17-4-2。

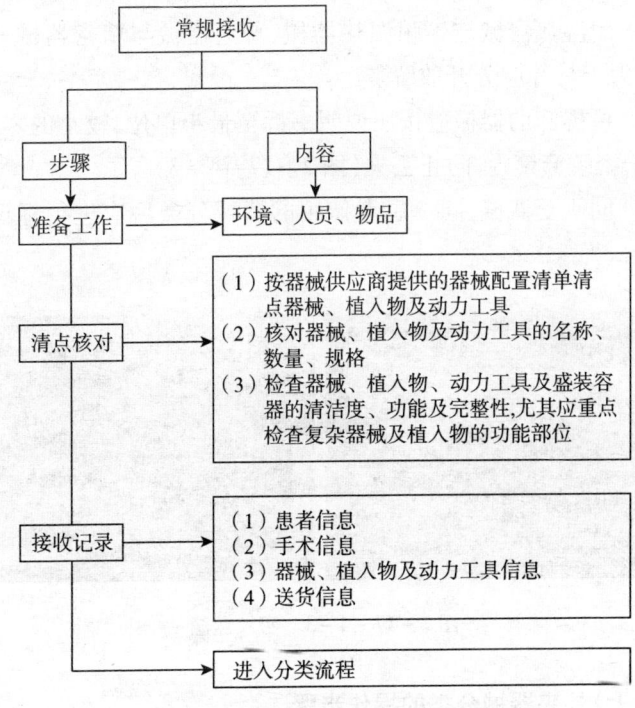

图 2-17-4-2 接收操作流程

(五) 外来器械交接流程的注意事项

1. 不接收有污渍血渍的器械、植入物、动力工具及盛装容器。
2. 不接收功能不完整的器械、植入物及动力工具。
3. 外来医疗器械及植入物应使用专用、配套的器械盒。
4. 注意检查螺钉与上钉器的规格是否配套。

(六) 外来器械分类的操作原则

1. 在去污区相对独立的区域进行外来器械及植入物的分类

与拆卸。

2. 根据外来器械及植入物的产品说明书、材质特性、结构特点和清洗要求进行分类。

3. 耐湿热器械与不耐湿热器械、普通器械与精密器械、植入物、动力工具等应分开放置。

4. 可拆卸的器械应按照说明书拆至最小单位,较小的零配件应放于密纹篮筐内,防止丢失(图 2-17-4-3)。

5. 同一套器械、同一患者使用的器械分类后应进行标识,避免混淆。

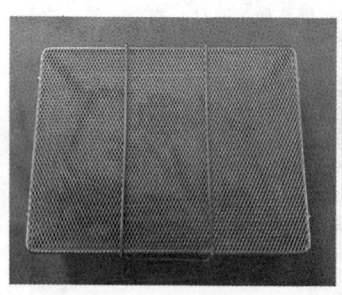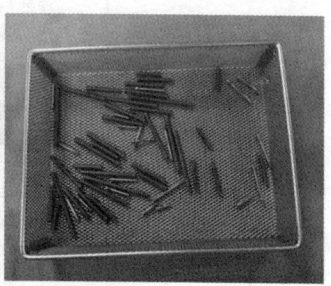

图 2-17-4-3 密纹篮筐

（七）外来器械分类的操作步骤

1. 在 CSSD 去污区相对独立的区域进行分类、拆卸。

2. 操作人员规范着装,穿隔离衣或防水围裙和专用鞋,戴圆帽、口罩、手套、面罩或护目镜,做好个人防护。

3. 物品准备齐全,包括标识牌、密纹筐、清洗筐及保护垫等。

4. 评估器械的材质特点,将耐湿热器械与不耐湿热器械分开放置。

5. 评估器械的结构特点及分类:实心类、孔隙类、管腔类、锉刀类、钻头类、试模类、精密器械等。

6. 按照说明书将可拆卸器械拆卸至最小单位,细小零部件应放置于密纹筐内并设置标识,避免器械遗失。

7. 精密器械单独放置于清洗筐,使用保护垫或保护装置。

8. 植入物与动力工具分别放置(图2-17-4-4)。

9. 同一套器械、同一患者使用的器械拆分后放置标识牌,避免混淆。

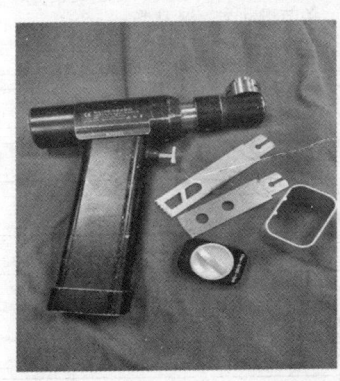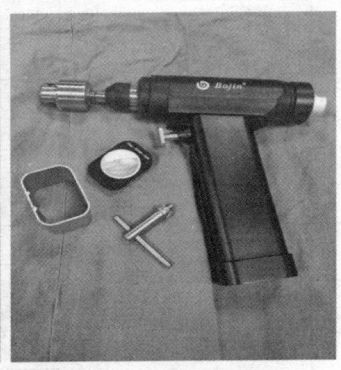

图2-17-4-4　植入物与动力工具分别放置

(八)分类操作流程

见图2-17-4-5。

(九)分类的注意事项

1. 拆卸时应严格遵循器械说明书要求。

2. 标识牌应为耐湿热材质,避免清洗消毒时信息丢失。

3. 分类标识牌应妥善固定,避免在清洗、消毒、包装流程中遗失或混淆。

(十)外来器械清洗消毒的目标

根据外来医疗器械说明书,结合器械材质、结构、功能与精细程度,选择正确的清洗消毒方式,确保质量。

(十一)外来器械清洗消毒的操作原则

1. 根据分类后的器械类别选择适宜的清洗消毒方式。

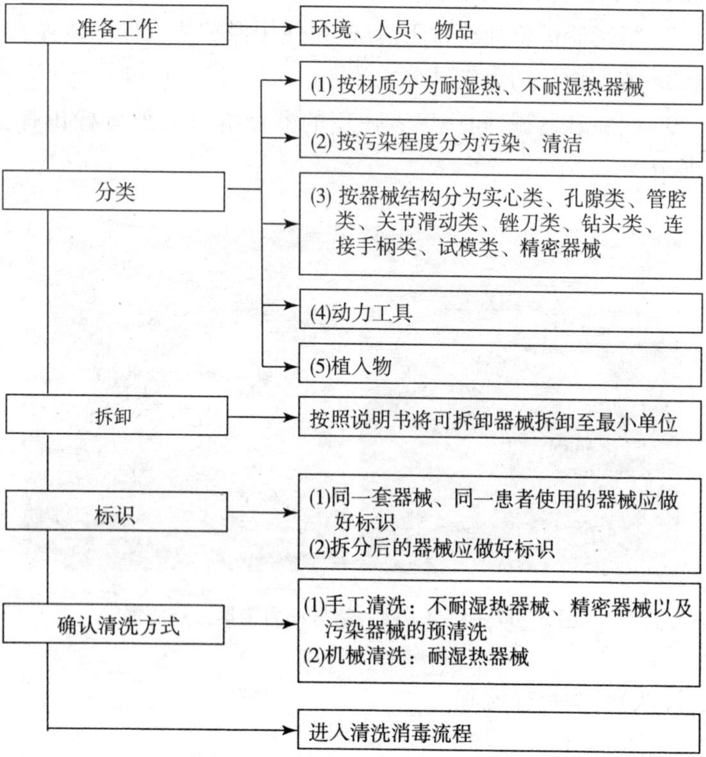

```
┌──────────┐    ┌────────────────────────────┐
│ 准备工作 │───▶│ 环境、人员、物品            │
└──────────┘    └────────────────────────────┘

                ┌────────────────────────────────────┐
              ┌▶│(1)按材质分为耐湿热、不耐湿热器械  │
              │ └────────────────────────────────────┘
              │ ┌────────────────────────────────────┐
              ├▶│(2)按污染程度分为污染、清洁         │
              │ └────────────────────────────────────┘
┌──────────┐  │ ┌────────────────────────────────────┐
│   分类   │──┼▶│(3)按器械结构分为实心类、孔隙类、管腔│
└──────────┘  │ │   类、关节滑动类、锉刀类、钻头类、连│
              │ │   接手柄类、试模类、精密器械        │
              │ └────────────────────────────────────┘
              │ ┌────────────────────────────────────┐
              ├▶│(4)动力工具                         │
              │ └────────────────────────────────────┘
              │ ┌────────────────────────────────────┐
              └▶│(5)植入物                           │
                └────────────────────────────────────┘

┌──────────┐    ┌────────────────────────────────────┐
│   拆卸   │───▶│按照说明书将可拆卸器械拆卸至最小单位│
└──────────┘    └────────────────────────────────────┘

┌──────────┐    ┌────────────────────────────────────┐
│   标识   │───▶│(1)同一套器械、同一患者使用的器械应做│
└──────────┘    │   好标识                            │
                │(2)拆分后的器械应做好标识            │
                └────────────────────────────────────┘

┌────────────┐  ┌────────────────────────────────────┐
│确认清洗方式│─▶│(1)手工清洗：不耐湿热器械、精密器械以及│
└────────────┘  │   污染器械的预清洗                  │
                │(2)机械清洗：耐湿热器械              │
                └────────────────────────────────────┘

                ┌────────────────────────────────────┐
                │ 进入清洗消毒流程                   │
                └────────────────────────────────────┘
```

图 2-17-4-5 分类操作流程

2. 结构复杂的器械，如孔隙类、关节类、锉刀类、管腔类器械以及精密器械应采用手工和机械结合的清洗方式。

3. 管腔器械采用机械清洗时应选择适宜匹配的清洗装载架。

4. 植入物采用机械清洗时应使用专用的盛装容器，加盖清洗，不可使用润滑剂。

5. 动力工具应遵循说明书选择适宜的清洗消毒方式。

（十二）外来器械手工清洗消毒操作步骤

1. 操作人员规范着装，穿防护服或防水围裙和专用鞋，戴圆帽、口罩、手套、面罩或护目镜,做好个人防护。

2. 设施及物品准备齐全,包括清洗槽、各种规格的清洗刷、清洗篮筐、带盖密纹筐、压力水枪、压力气枪、医用清洗剂、消毒剂等。

3. 冲洗:将外来医疗器械置于流动水下冲洗,控制水流,防止外溅。

4. 洗涤:医用清洗剂浸泡后应选择适宜的清洗刷清洗。管腔器械的内腔宜先用适宜的管腔清洗刷清洗,再用压力水枪冲洗。污染严重或结构复杂的器械可遵循说明书选择超声清洗或蒸汽清洗。

5. 漂洗:流动水漂洗。

6. 终末漂洗:采用电导率 $15\mu S/cm$（$25℃$）的经纯化的水进行终末漂洗。

7. 消毒:不耐湿热的器械,可采用75%的乙醇、酸性氧化电位水或其他消毒剂进行消毒。

(十三) 不同结构外来器械手工清洗规范

1. **实心-表面不光滑类** 如损伤类肘关节器械中的丝锥等带螺纹的器械,刷洗时应将清洗刷沿器械螺纹的纹路方向来回刷洗。

2. **孔隙-孔洞类** 如关节类膝关节器械中的髌骨钻骨导向器,刷洗时应先使用清洗刷刷洗器械表面,孔洞处应选择与孔洞直径匹配的清洗刷贯通孔洞,反复刷洗。

3. **孔隙-缝隙类** 如损伤类髓内钉器械中的髓腔扩张器,刷洗时应使用清洗刷刷洗器械表面,弯折器械,充分暴露缝隙,选择与缝隙大小相匹配的清洗刷,顺缝隙刷洗。

4. **管腔类** 如损伤类空心钉器械中的空心丝锥,刷洗时应选择与丝锥管腔直径相匹配的清洗刷贯通管腔,反复刷洗内腔,再用压力水枪进行冲洗,遵循说明书选择超声清洗。

5. **关节类** 如损伤类肘关节器械中的复位钳,刷洗时将器械关节张开,用清洗刷沿齿槽纹路方向反复刷洗关节。

6. 滑动类　如损伤类肘关节器械中的测量尺,刷洗清洁时宜反复推动可滑动部件,暴露测量端和刻度端,避免被滑动部件遮挡的部位出现清洗盲区。

7. 无孔锉刀类　如关节类髋关节工具中的股骨髓腔锉,刷时沿锉刀表面横竖交叉突起结构缝隙方向交叉反复进行刷洗。

8. 有孔锉刀类　如关节类髋关节器械中的髋臼磨,刷洗时应选择适宜的清洗刷刷洗锉刀凸面、凹面以及锉刀孔。

9. 钻头类　如损伤类肘关节器械中的实心钻头,刷洗时用清洗刷沿钻头刀刃处方向螺旋式刷洗;损伤类空心钉器械中的空心钻头,清洗时除了钻头刀刃处的刷洗,还应选择与空心钻直径相匹配的清洗刷贯通管腔,反复刷洗内腔。

10. 试模类　如关节类膝关节工具中的髋臼试模,清洗时应用低纤维絮擦布擦洗试模凸面,清洗刷刷洗试模凹面。

11. 动力工具的手工清洗　动力工具的清洗应依据生产厂商说明书或指导手册进行清洗。以下以 AO 的动力钻为例:

(1)手机

①将手机尾部的保险开关旋钮调至中立位。

②可拆卸型钻头夹,应将钻头夹拆卸后再清洗手机。

③不可拆卸型钻头夹,手机清洗时连同钻头夹一起清洗。

A. 用锁匙将钻头装载孔道打开至最大。

B. 再用与钻头装载孔道管径相匹配的管腔清洗刷反复刷洗孔道内部。

C. 用清洗刷蘸取少量医用清洗剂刷洗钻头夹各部位,尤其齿槽处。

D. 将保险开关旋钮由中立向左或者右旋转。

E. 将钻头夹全部浸没于医用清洗剂页面下,浸没液面不可过深,注意勿使电机部入水。

F. 按下启动开关,使钻头夹在医用清洗剂中运转7~8次,直至钻头夹内无骨屑和血污残留释出。

G. 再以同样的方法将钻头夹在纯水中运转7~8次,直至清洁剂排除干净,注意勿使手机的电机部入水。

H. 空转手机运转7~8次,排尽钻头夹内残留的水分。

④将保险开关旋钮调至中立位,打开电池盒盖,取出电池。

⑤电池腔可使用棉签擦拭电极部位,注意保持干燥。

⑥手机表面可先用湿布擦拭,再用低纤维絮擦布蘸取医用清洗剂进行擦拭,最后用清水及经纯化的水反复擦拭干净。

⑦清洗后,用低纤维絮擦布擦干手机表面的水分。

⑧用低纤维絮擦布蘸取75%乙醇消毒手机各个部位(图2-17-4-6)。

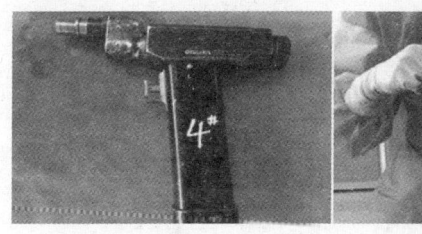
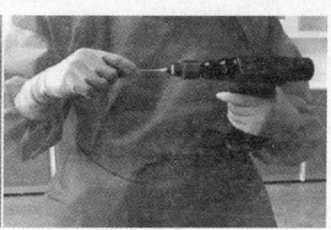

图2-17-4-6 手机的手工清洗

(2)配件(锁匙、电池)

①锁匙

A. 在流动水下冲洗锁匙。

B. 将锁匙浸没于医用清洗剂中,用清洗刷沿齿槽纹路刷洗。

C. 再在流动水下冲洗锁匙后,将其连同外来医疗器械一同放入清洗消毒器内机械清洗消毒。

②电池

A. 电池的外表面用低纤维絮擦布反复擦拭至洁净,注意保持电极部分彻底干燥。

B. 用低纤维絮擦布蘸取75%乙醇消毒电池表面。

12. 植入物的手工清洗

(1)螺钉。

①流动水冲洗,控制水流,防止外溅。

②浸泡于医用清洗剂中,在液面下用清洗刷刷洗螺帽处、沿螺纹纹路方向刷洗螺纹处;空心螺钉除了应仔细刷洗螺帽、螺纹处,还应选择与空心螺钉管腔直径相匹配的清洗刷贯通管腔,反复刷洗内腔。

③根据器械厂商提供的使用说明书,选择超声清洗。

④用流动水充分漂洗。

⑤用纯化水终末漂洗至洁净。

(2)接骨板

①流动水冲洗,控制水流,防止外溅。

②浸泡于医用清洗剂中,在液面下用适宜的清洗刷仔细刷洗表面及螺钉孔。

③根据器械厂商提供的说明书,选择超声清洗。

④用流动水充分漂洗。

⑤用纯化水彻底漂洗至洁净。

(3)盛装容器与分层托盘的手工清洗器械盛装容器、分层托盘、螺钉盒架等,可在流动水下冲洗后,浸泡于医用清洗剂中,在液面下用软布和清洗刷清洁盛装容器、分层托盘、螺钉盒架的表面、孔洞以及隔层缝隙处。

(十四)手工清洗流程

见图2-17-4-7。

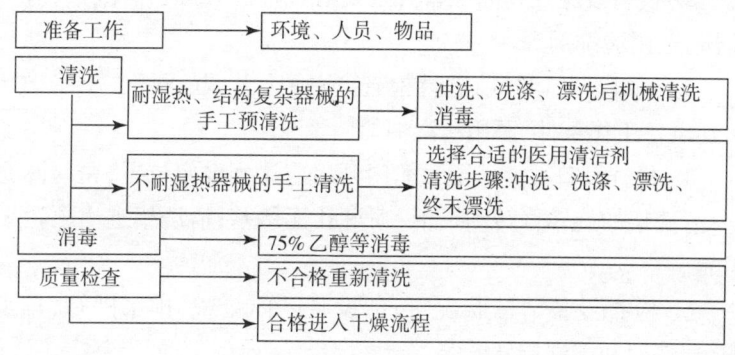

图 2-17-4-7 手工清洗流程

(十五)手工清洗消毒注意事项

1. 手工清洗时水温宜为 15~30℃,清洗用水符合标准要求。不应使用研磨型清洗材料和用具进行器械清洗,应选用与器械材质结构相匹配的清洗工具。

2. 医用清洗剂的配置和浸泡时间,以及化学消毒剂的使用,应参照生产厂商使用说明书或指导手册。

3. 去除干涸的污渍应先用医用清洗剂浸泡,再刷洗或擦洗。

4. 对不同材质、不同结构的器械、器具和物品应采取适宜的清洗方法,并关注器械结构上的孔洞、缝隙、轴节、螺纹及管腔等部位的清洗质量。

5. 刷洗操作应在水面下进行,防止产生气溶胶。

6. 清洗消毒导针、钻头、锯片、锉刀等锐利器械时,注意保护尖端、刃部,做好工作人员的职业防护,避免被锐器刺伤。

7. 器械清洗消毒后,应放置在清洁操作台或清洁区内,避免二次污染。

8. 清洗槽、清洗工具每天使用后,应及时进行消毒处理。

(十六)机械清洗消毒操作步骤

1. 操作人员着装及防护与手工清洗操作相同。

2. 设备设施及物品准备齐全,包括清洗消毒器、清洗架、清洗篮筐、医用清洗剂等。

3. 每日设备运行前进行检查,应确认水、电、蒸汽、压缩空气达到设备工作条件,医用清洗剂的储量充足。

4. 检查设备功能状况。舱门开启应达到设定位置,密封圈完整;清洗架的旋转臂转动灵活;喷淋孔无堵塞;清洗架进出轨道无阻碍。

5. 检查设备清洁状况,包括设备的内舱壁、排水网筛、排水槽、清洗架和清洗旋转臂等。

6. 根据器械类型使用专用清洗架和配件。清洗物品分类规范装载,器械轴节应充分打开;精密器械和锐利器械的装载应使用专用篮筐或固定保护装置。

7. 外来医疗器械有专用的盛装分层托盘的,每个分层托盘可直接放置于清洗架上;无分层托盘的,则每件器械应平铺于清洗篮筐内,器械不可堆叠,保证器械与水流和医用清洗剂的充分接触。

8. 植入物的清洗应放置在专用有孔的带盖盛装容器内清洗,不可使用润滑剂。

9. 清洗程序的设置应遵循生产厂商的使用说明或指导手册。

10. 应密切观察清洗消毒器运行中的状态,清洗旋转臂,工作应正常,排水应通畅。

11. 清洗消毒程序运行结束,应对物理参数是否合格进行确认并记录,同时检查舱内是否有遗留器械或杂物,及时处理(图2-17-4-8)。

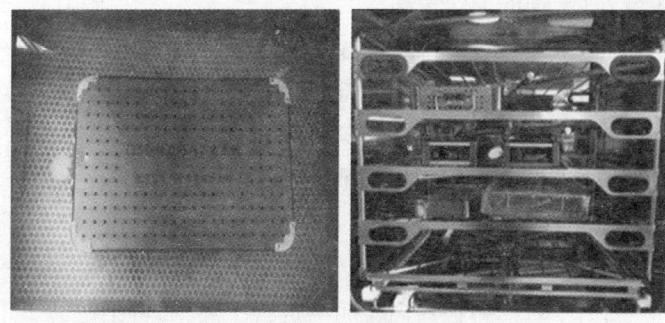

图 2-17-4-8 清洗消毒与干燥操作流程

(十七) 机械清洗操作流程

见图 2-17-4-9。

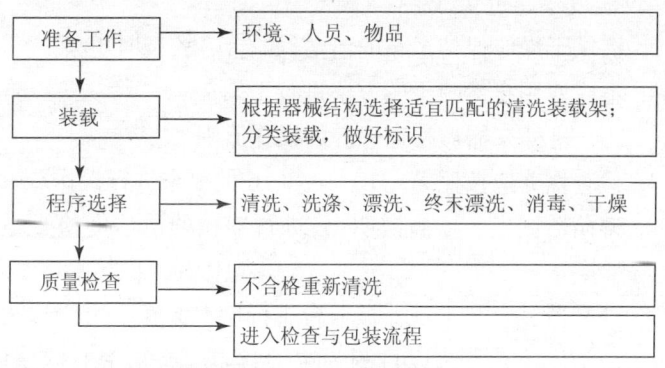

图 2-17-4-9 机械清洗操作流程

(十八) 外来器械干燥的操作原则

1. 耐湿热的器械首选干燥设备进行干燥,根据外来医疗器械及植入物的材质选择适宜的温度。

2. 管腔器械可采用压力气枪进行彻底干燥。

3. 不耐湿热的器械可采用擦拭干燥。

(十九) 干燥的操作步骤

1. 在清洁区域进行外来医疗器械的干燥。
2. 根据器械的材质选择适宜的干燥温度,金属类干燥温度 70~90℃;塑胶类干燥温度 65~75℃。
3. 管腔器械可采用压力气枪干燥。
4. 无干燥设备及器械、器具和物品不耐湿热时可使用消毒的低纤维擦布进行干燥处理。
5. 动力工具应遵循厂商说明书进行干燥,如将手机装上电池后空转 8~10 秒,充分排尽手机夹头内水分。

(二十) 干燥的注意事项

1. 手工干燥时,台面应保持清洁干燥。
2. 塑胶类配件如橡胶垫圈、密封圈等干燥应遵循厂商说明书,建议温度不超过 75℃。
3. 擦拭干燥应保持擦布的清洁,如有污染,及时更换。
4. 不应使用自然晾干的方法进行干燥。

(二十一) 外来器械检查保养的操作原则

1. 检查保养应按照 WS310.2-2016 的要求进行操作。
2. 遵循器械生产厂商说明书,进行器械的清洁度检查、功能检查与保养。
3. 外来器械宜与常规器械分台进行检查保养。
4. 清洁度检查方法以目测为主,结构复杂、精密的器械可配以带光源的放大镜检查。
5. 动力工具的检查保养应遵循生产厂商的使用说明书进行,并根据说明书要求选择专用润滑剂进行维护保养。

(二十二) 检查保养基本步骤

1. 在 CSSD 检查包装区进行检查保养。
2. 操作人员规范着装,戴圆帽、穿工作服及工作鞋,操作前做好手卫生。

3. 物品准备齐全,包括带光源放大镜、标识牌、专用润滑剂、低纤维絮擦布等。

4. 根据外来医疗器械与植入物的结构特点与分类进行检查保养。

(二十三) 外来器械包装操作原则

1. 包装应按照 WS310.2-2016 的要求进行操作。

2. 遵循器械生产厂商说明书进行器械的包装。

3. 外来器械宜与常规器械分台进行包装。

4. 按照器械配置清单,核对器械的名称、数量和规格;锐利器械功能部位应采取相应的保护措施。

5. 根据灭菌方法,器械的大小、规格、重量选择与其相适应的包装材料,灭菌包装材料应符合 GB/T 19633 及 YY/T0698 的要求。

(二十四) 装配的操作步骤

1. 在 CSSD 检查包装区进行包装。包装操作包括装配、包装、封包、注明标识等步骤。

2. 操作人员规范着装,戴圆帽、穿工作服及工作鞋,操作前做好手卫生。

3. 物品准备齐全,包括包装材料、化学指示物、配置清单、吸水垫巾、灭菌标识等。

4. 依据器械装配的规程或图示及器械配置清单核对器械的名称、数量和规格。

5. 器械配置清单应注明厂商名称、手术名称、术者、科室、床号、器械类别(工具或植入物)等信息。

6. 将器械按器械分层托盘或盛装容器上的图示,分别放入固定位置。

7. 螺钉应放置于螺钉盒架内,检查螺钉位置与螺钉盒架。

8. 所有的空腔、阀门应打开,保证灭菌介质的穿透。

9. 导线和空腔导管应盘绕放置,直径应大于10cm,无锐角。

10. 器械装配摆放完毕后应放入包内化学指示物,多层盒装器械应每层放置包内化学指示物,放置位置应符合 WS310.3 - 2016 的要求(图2-17-4-10)。

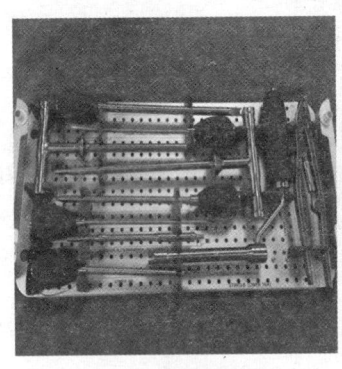
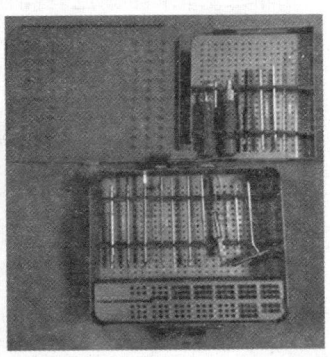

图2-17-4-10 装配操作步骤

(二十五)包装的操作步骤

1. 核对 包装前再次根据器械配置清单进行双人核对。

2. 选择包装材料 根据灭菌方法,器械的大小、规格、重量选择与其相适应的包装材料。

3. 包装 根据包装材料选择包装方法,分为闭合式包装和密封式包装,包装操作及质量要求符合 WS 310.2 - 2016 的规定。

(1)闭合式包装应用两层分两次包装,包装方法有信封式和折叠式。包装前再次检查化学指示物放置是否正确。

(2)密封式包装常用于单独包装或重量轻的器械或物品。

(二十六)包装的操作流程

见图2-17-4-11。

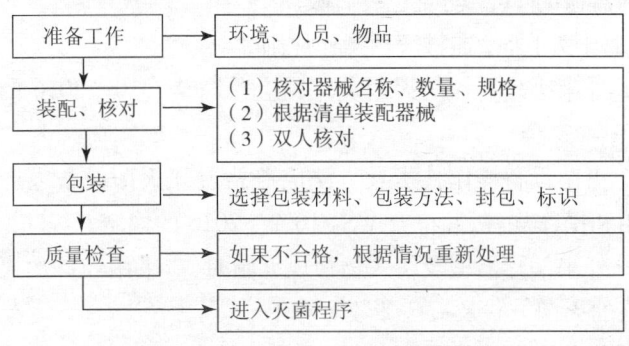

图 2-17-4-11 包装的操作流程

(二十七)封包的操作步骤

1. 封包前再次核对器械相关信息。

2. 包外应设灭菌化学指示物,封包应符合 WS310.2-2016 的要求。

3. 闭合式包装应使用专用胶带,胶带长度应与灭菌包体积、重量相适应,松紧适度。封包应严密、保证闭合完好。封包方式可采用两条平行、"井"字形或"十"字形。

4. 密封式包装其密封宽度应≥6mm,包内器械距包装袋封口处≥2.5cm。

5. 标识信息要齐全,包括厂商名称、器械名称、床号、包装者、灭菌日期、失效日期、灭菌锅号锅次等。

6. 包外标识正确、清晰、完整、无涂改,标识应具有可追溯性。

7. 植入物要有明显的标识。

(二十八)包装的注意事项

1. 包装前,检查确认清洗效果符合要求后再进行包装。

2. 盒装器械应单盒包装。

3. 包装材料的选择应符合以下原则:灭菌介质能够穿透、提供微生物屏障作用,保障器械灭菌后至使用前的无菌状态等,还应考虑到器械的承重,防止包装后破损。

(二十九)外来器械灭菌操作原则

1. 外来医疗器械的灭菌及监测应遵循 WS310-2016 的要求执行。

2. 灭菌设备操作技术及方法应严格遵守灭菌设备生产厂商的使用和操作规程,并符合 WS 310.2-2016 的规定。

3. 外来医疗器械及植入物常规灭菌时,应采用经首次灭菌测试合格的灭菌方式及灭菌参数。

4. 常规灭菌时应采用物理、化学和生物监测方法,监测结果应符合 WS 310.3-2016 的要求,并进行湿包检查。

5. 植入物应每批次生物监测,合格后方可放行。

6. 紧急情况灭菌植入物时,使用含第 5 类化学指示物的生物 PCD 进行监测,化学指示物合格可提前放行,生物监测的结果应及时通报使用部门。

(三十)灭菌基本操作步骤

1. 应在 CSSD 清洁区进行灭菌操作。

2. 操作人员规范着装,戴圆帽、穿工作服及工作鞋,并戴隔热手套,做好个人防护。

3. 设备设施及物品准备齐全,包括灭菌器、装载篮筐、灭菌层架、化学 PCD、生物监测包、灭菌过程监测记录本等。

4. 选择经首次灭菌测试确认、厂商说明书推荐的灭菌参数及相应的灭菌程序。

5. 灭菌操作流程及步骤参照 WS 310.2-2016 的要求及设备厂商说明书的要求执行。

(三十一)灭菌操作流程

见图 2-17-4-12。

第二篇 常用操作质控指引

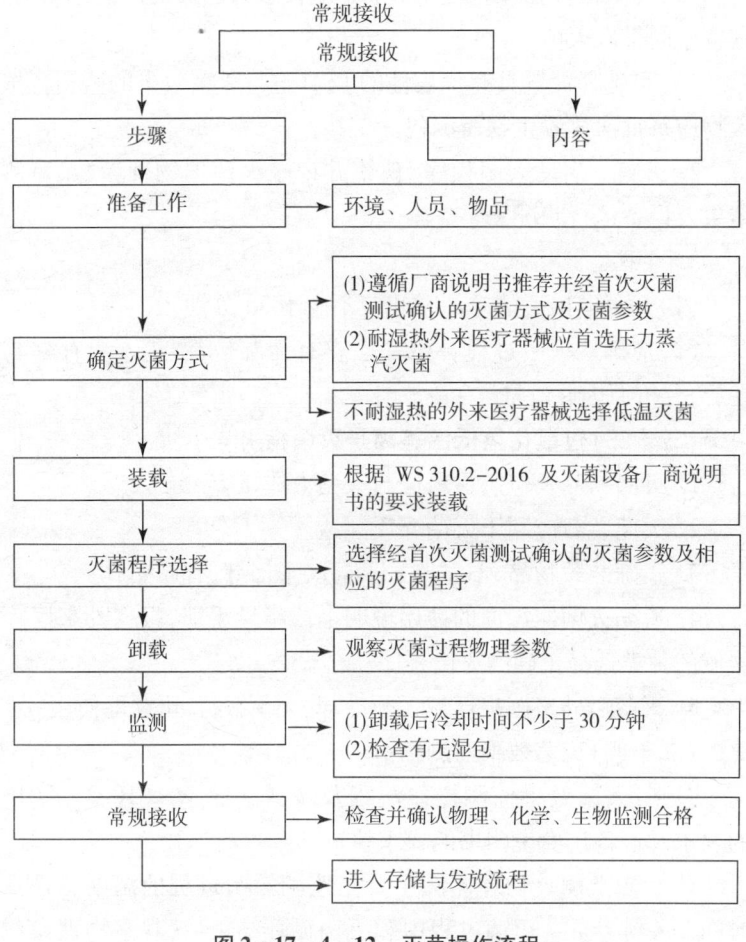

图 2-17-4-12 灭菌操作流程

(三十二)压力蒸汽灭菌指引

1. 装载

(1)应使用灭菌层架装载,灭菌包之间留间隙,以利于灭菌介质穿透。

(2)外来医疗器械包应平放,不能接触灭菌器的内壁及舱门,宜置于同批次灭菌。

(3)可选择放置具有代表性的 PCD 进行灭菌效果的监测。植入物应每批次放置生物监测包。

2. 灭菌　启动灭菌程序,观察并记录灭菌器物理参数、监测结果及设备运行状况。

3. 卸载

(1)卸载取出后的冷却时间应不少于 30 分钟。

(2)应确认灭菌过程合格并检查有无湿包,湿包不应存储与发放,分析原因并改进。

(三十三)过氧化氢低温等离子灭菌指引

1. 灭菌物品及包装材料应与灭菌方式兼容。

2. 灭菌装载应利于灭菌介质穿透。

3. 正确装载物品,不碰壁、不堆叠、不挡灯,有序摆放。

4. 遵循灭菌器厂商的使用说明书或指导手册,根据外来医疗器械的种类选择正确的灭菌程序。

5. 灭菌后外来医疗器械无须冷却、无须解析,可立即使用。

(二十四)灭菌效果监测指引

总则:灭菌效果监测操作流程及步骤参照 WS 310.3 - 2016 的要求及设备厂商说明书的要求执行。

1. 物理监测　物理监测主要是监测灭菌过程的温度、压力、时间等关键参数。灭菌过程中和灭菌循环结束后,观察物理参数是否合格,打印监测数据,记录可追溯。

2. 化学监测　观察包外、包内化学指示物的变色是否合格,观察化学 PCD 是否合格。包外化学指示物、化学 PCD 监测不合格的物品不得发放,包内化学监测不合格的灭菌物品和湿包不得使用,并应分析原因进行改进,直至监测结果符合要求。

3. 生物监测

(1)植入物的灭菌应每批次生物监测。生物监测合格后,方可发放。

(2)紧急情况灭菌植入物时,可使用含第5类化学指示物的生物 PCD 进行监测,化学指示物合格可提前放行,生物监测的结果应及时通报使用部门。此方法不作为常规放行使用。

(3)外来医疗器械采用新的包装材料和方法进行灭菌时应进行生物监测(图2-17-4-13)。

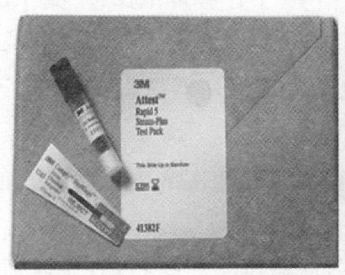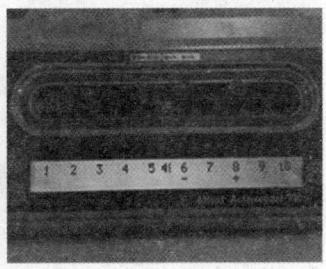

图2-17-4-13　灭菌效果监测

(三十五)灭菌的注意事项

1. 灭菌外来医疗器械、植入物、超大超重包时,所执行的灭菌方法和参数应与首次灭菌测试确认的结果一致。

2. 灭菌装载时,灭菌包不可堆叠,应使用层架装载。

3. 外来医疗器械及植入物的灭菌记录具有可追溯性。

(三十六)外来器械发放的操作原则

1. 根据手术安排及时正确发放,认真执行查对制度,再次核对患者信息、手术信息及器械信息等。

2. 发放时应再次确认无菌物品的灭菌有效性,核查包外化学指示标识变色情况及有无湿包。

3. 发放记录应可追溯。

4. 紧急状况下提前放行,应严格遵循医院的提前放行管理制度。

5. 指导督促运送人员的发放工作,保证无菌物品的发放质量。

6. 无菌物品的运送器具使用完毕,应清洁处理,干燥存放。

(三十七)发放的操作步骤

1. 在 CSSD 无菌物品存放区进行发放。环境要求应符合 WS 310.1-2016 的要求。

2. 操作人员规范着装,戴圆帽、穿工作服及工作鞋,操作前做好手卫生。

3. 设施及物品准备齐全,包括外来医疗器械发放清单、运送工具(运送车或运送箱)。

4. 发放时应再次检查包装质量和包外化学指示标识变色情况以及有无湿包。

5. 根据手术安排核对外来医疗器械的厂商名称、器械名称、科室、床号、包装者、灭菌日期、失效日期、灭菌锅号锅次等。

6. 填写发放记录单,无菌物品发放和接收人员应确认签名。填写项目应完整,字迹工整,记录应可追溯,保存备查。

7. 紧急情况需提前放行时,应遵循提前放行制度并记录。

8. 无菌外来医疗器械包及植入物放置在运送箱或运送车内,密闭运送至手术室。

(三十八)发放的流程

见图 2-17-4-14。

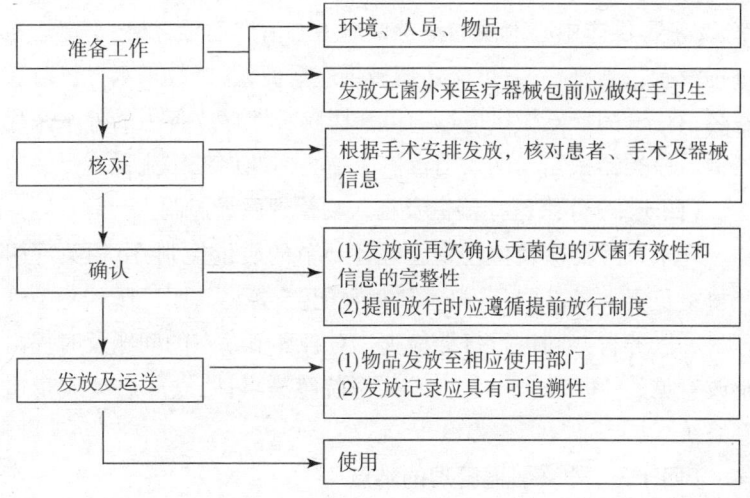

图 2-17-4-14 发放流程

(三十九)发放的注意事项

1. 植入物应在生物监测合格后,方可发放。
2. 核对信息有疑问时应再次进行核查,预防不良事件发生。

(四十)外来医疗器械及植入物的使用及登记要求

手术室护士使用外来医疗器械及植入物前,首先应检查确认灭菌包外标识合格,然后检查并确认灭菌包内化学指示物是否合格、器械干燥、洁净等,合格后方可使用。同时将一份包外标识粘贴在手术护理记录单上随病历保存,另外一份存手术室。手术室护士填写《植入物使用登记本》,植入物登记单,登记植入物名称、规格型号、生产编号、使用数量、生产商、供应商,粘贴植入物灭菌合格证。

(四十一)外来医疗器械及植入物使用后处理

取出植入物,手术室登记名称、数量后,按医疗废物处理。外来医疗器械及植入物使用后管理:外来医疗器械及剩余的植入物使用后,由手术室护士与消毒供应中心专人清点核对后,双方签字,交消毒供应中心清洗。消毒供应中心清洗消毒合格,确定运送过程没有污染风险,方可交还器械供应厂商,器械数量双方核对后签名;有条件时,器械供应厂商可在医院长期存放备用的外来医疗器械。该类器械完全纳入消毒供应中心标准化工作流程。

(四十二)外来医疗器械及植入物管理质量控制

外来医疗器械及植入物管理各环节的质量控制,由相关部门和科室负责。各部门、各科室要相互配合,各尽其职。医院感染管理科和医务科共同进行督导检查。对各环节存在的问题及时提出整改意见。一旦发生由此引发的医院感染事件,立即启动质量追溯系统。

(四十三)外来器械管理的难点

1. 器械送达医院时间随意。由于外来器械在各个医院之间流转,部分器械商配置器械量不充足,却又追求最大化周转使用,经常不能在手术前一日将器械送到CSSD处理,人为造成急诊处理器械增多,使CSSD没有足够的时间对器械进行彻底的清洗和灭菌,灭菌质量得不到保证。

2. 对外来器械处理相关知识培训难度大,CSSD人员不易掌握。外来器械包括特殊器械、植入物和动力工具,其种类、型号复杂繁多,更新换代快。有些器械商提供的成套器械中配置的器械不固定,随手术需要而变化器械种类或规格/型号。部分器械商的业务人员经常变换,对器械不熟悉,不能给CSSD人员相关培训支持,也造成CSSD自身培训难度加大,致使CSSD人员对器械的辨识及其处理方法不能尽快熟悉,影响到外来器械的处理进程和质量。

3. 处理流程中的难点

(1)外来器械品种多、数量多、型号规格复杂,小元件多,尤其是植入物中细小的精密器械多,容易在清洗、包装过程中发生器械的遗失或功能性损坏。

（2）操作不规范：少数工作人员业务不熟练,清点分类不到位,不能正确标注区分器械,造成器械混淆或不能及时发现器械缺损；器械连框（盒）不打散清洗,器械堆叠,超载上机清洗,忽略器械盒的清洗；部分器械没有承载容器直接包装；包装时不清点,拆零后的器械不会复原；部分器械包超重超大,易出现湿包现象；器械商不能提供准确的灭菌循环参数,灭菌质量难以保证。

（四十四）外来器械管理难点的应对措施

1. 与手术室共同管理,严格控制外来器械送达医院时间。择期手术要求器械商至少在术前一日 15:00 前将器械送至 CSSD 处理。

2. 急诊手术器械必须由手术室器械管理护士提前通知 CSSD 急用外来器械处理信息,器械商尽快送达器械至 CSSD,确保有足够的时间进行清洗灭菌处理。

3. CSSD 与手术室器械管理护士密切沟通,取得支持和配合,严格限制急诊外来器械。具体要求为：凡在术前一日 17:00 后至手术日的 14:00 前送到 CSSD 处理的择期手术器械,必须是由手术室器械管理护士先电话告知 CSSD 确认后,CSSD 才接收处理,并排除急诊手术使用,从而促使器械商合理计划器械周转,避免随意性和器械处理提前放行率增加。

4. 实施专岗专人管理,严格查对和交接班。设立外来器械接收、清洗、包装等岗位,细化岗位职责,使外来器械处理流程中的关键环节有专人负责,严格执行查对制度和交接班制度,做到层层负责、层层交接,尤其是要求清洗人员填写交接信息卡与打包人员当面交接,其内容包括：器械名称及所属公司名称、数量,植入物名称、规格和数量,器械放入清洗筐其识别颜色指示牌,器械进入哪一台清洗机,是第几批次清洗,并标明低温灭菌的器械等。

5. 做好人员培训。实施分层次、循序渐进方法,以图文、实物结合理论讲解和操作演示的形式培训。重点培训外来器械处理岗位专职人员,其熟练掌握后再对科室其他人员进行培训和工作指导。强制要求器械商将每套器械实物拍照,标注每件器械名称,配以器械配置清单,列出器械品名和数量,标注清洗、包装、灭菌处理注意事项等内容,并打印装订成操作指导图册,以此作为培训资料和操作指引。

6. 建立外来器械的管理制度和管控机制。建立外来器械接收管理制度,交接班制度,植入物发放管理要求,急诊外来器械处理应急预案等相关管理制度及处理流程的各岗位职责,制定各类外来器械的清洗消毒、包装、灭菌、发放等环节操作流程及其质量标准,并不断修订完善。严密督查外来器械处理流程质量,列为环节质控重点。

7. 严格执行清点签收制度,与器械商共同交接,有效清点核对,重点核查器械种类、数量是否齐全和结构完好性及污染程度。对可拆卸的器械按要求拆卸至最小单位,将拆下的小配件盛放在有盖的密纹网筐或专用清洗盒中,防止丢失。填写清点交接记录和物品交换单,双方确认无误后签字。

8. 使用各种颜色标识牌,结合简要文字标注区分不同公司、不同套的器械以及同套器械的拆分清洗,防止器械混淆或丢失,螺钉则在其盛放的螺钉卡槽盒或容器盒上贴上写有公司名称及螺钉数量的3M化学指示胶带。清洗时尽量将同公司的器械、同套器械集中在同一批次、同一清洗机、同一清洗架清洗。

9. 按器械结构特点和材质分类清洗,清洗消毒流程严格遵循卫生部CSSD"两规一标"要求。

(四十五)外来器械湿包的原因有哪些

1. **外部湿包** 由于外来手术器械体积较大,一般灭菌结束后继续放置于灭菌器中利用余温干燥少于半小时;放置过程中由于操作时将灭菌器内柜车推离柜门过近,导致部分灭菌包与灭菌器柜门接触,冷凝水沿灭菌器内锅壁滴下,继而造成外来手术器械湿包;蒸汽质量出现问题,饱和度不够。

2. 内部湿包　未选择大小合适的包布,包布过大反复折叠层数过多,使得包裹的外来器械太厚;器械盒小,器械叠放过多,在采取压力蒸汽灭菌时,器械容易产生相对多的冷凝水聚集,将外包棉布浸湿;装载不恰当;干燥时间不够长;包内未干燥彻底;拟灭菌物品装配时未彻底干燥。

(四十六)湿包的改进措施

1. 人员操作　装载时,必须将同类材质的外来器械置于同一锅次且平放,确保包与包之间有一定的空隙,间隙应大于 2.5cm,利于蒸汽进入和冷空气的排出;内柜车避免与锅壁接触;根据外来器械数量及规格,选择相适宜的器械盒,金属器械间使用吸水巾隔开,严格控制灭菌包的重量不超过 7kg;灭菌完成后外来器械置于预真空灭菌器中干燥 20 分钟,待灭菌器外室压力降到 0 时,将内柜门打开约 10cm,装饰门不宜打开,以避免无菌物品存放区与灭菌器存在温差,导致外来手术器械包湿包。加强消毒员的工作责任心,严格各项操作规程,以确保消毒灭菌的合格。

2. 设备运行　联系工程师对蒸汽发生器进行检修,确保灭菌过程中蒸汽质量及饱和度达到规范要求。

第十八章

腔镜器械质控指引

第一节 腔镜清洗消毒及灭菌技术操作规范如何建立？

1. WS310-2016 相关规范要求

内镜、口腔器械的清洗消毒，可以依据国家相关标准进行处理，也可集中由 CSSD 统一清洗、消毒和（或）灭菌。

2. 硬式内镜定义

指用于疾病诊断或治疗的不可弯曲的内镜及相匹配的导光束、器械、附件、超声刀系统、电凝系统等（图2-18-1-1）。

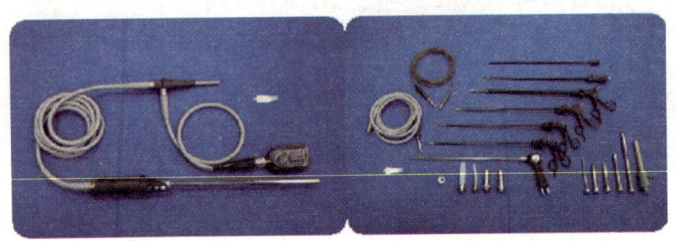

图2-18-1-1 硬式内镜

3. 硬式内镜回收操作流程

● 内容及工作目标

根据硬式内镜及器械、附件易损、易碎等特点，选择适宜的方式回收，确保回收质量。

● 操作原则

(1) 使用后将重复使用的硬式内镜、器械及附件与一次性使用物品分开放置。

(2) 硬式内镜、器械及附件使用后应进行擦拭或用流动水冲洗,置于封闭的容器中或采用与手术室连接的专用污染电梯运送。

(3) 被朊毒体、气性坏疽及突发原因不明的传染病病原体污染的器械、器具和物品,使用后应双层封闭包装并注明感染性疾病名称,由消毒供应中心单独回收处理。

(4) 回收工具每次使用后应清洗、消毒、干燥备用。

● 操作步骤

(1) 回收人员规范着装,注意个人防护应穿工作服,戴帽子、口罩。

(2) 回收工具准备齐全,如:密闭容器、手套、运送车等。

(3) 清点器械数量,清点时注意器械是否完整,内镜镜面、螺钉、垫圈、密封圈是否缺失或损坏。

(4) 检查器械功能状态无破损。

①目测光学目镜:清晰及无裂痕、表面无划痕。

②导光束及摄像头连接线:无打折,无破损。

③器械及附件齐全,组合器械的配件、垫圈、密封圈齐全,且无损坏、无缺失;操作钳闭合完好等(图2-18-1-2)。

(5) 核对清单登记器械与实收器械并签字,器械损坏、缺失或数量差异应立即与使用科室相关人员沟通。

● 注意事项

(1) 光学目镜应使用带盖带卡槽的专用盒。

(2) 穿刺鞘类器械使用固定架,器械使用带卡槽的专用盒或器械保护盒垫,以防运输途中相互碰撞损坏器械(图2-18-1-3)。

(3) 为避免器械混淆,可设置标识牌。

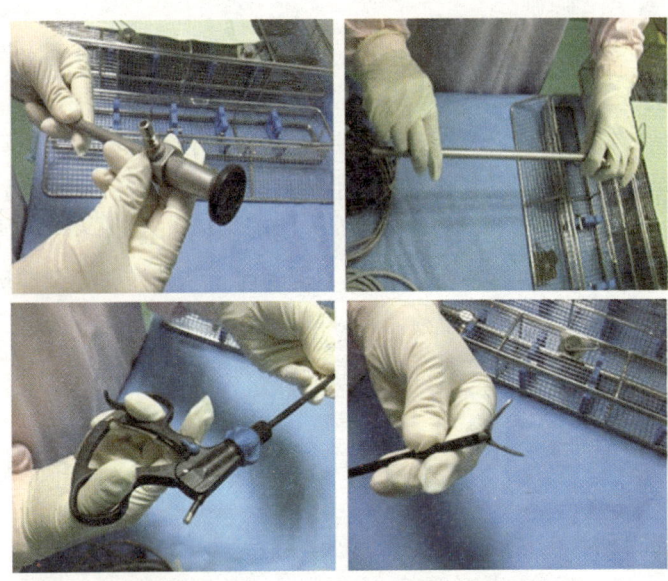

图2-18-1-2 硬式内镜回收操作步骤

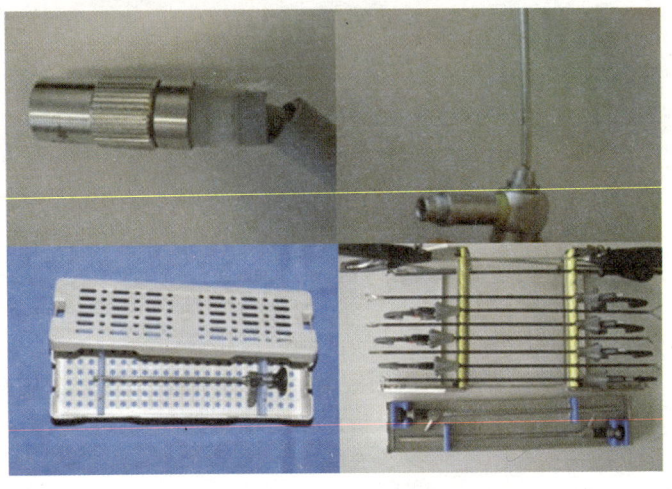

图2-18-1-3 穿刺鞘类器械的保护

4. 硬式内镜分类

● 内容及工作目标

根据硬式内镜、器械及附件的污染程度、精密程度、材质、结构、器械拆卸等特点进行分类。

● 操作原则

(1)应根据内镜、器械及附件的污染程度不同进行清洗预处理。

(2)应根据内镜、器械及附件的精密程度及材质是否耐湿耐热进行清洗方法的分类。

(3)应根据器械及附件结构、拆卸情况等特点进行适当分类,使用清洗标识牌。

● 操作步骤

(1)操作人员规范着装,注意个人防护,应穿隔离衣或防水围裙,戴帽子、口罩、手套。

(2)分类工具准备齐全,如清洗筐、标识牌、器械架等。

(3)进行器械分类,耐热耐湿器械与不耐温耐湿器械分别装载,方便清洗。

(4)组合器械拆分后放置在同一清洗筐内,小物件应选择密纹清洗筐,并检查螺帽、垫圈、密封圈是否缺失或损坏(图2-18-1-4)。

(5)放入标识牌,例如注明来源、器械组合标识牌。

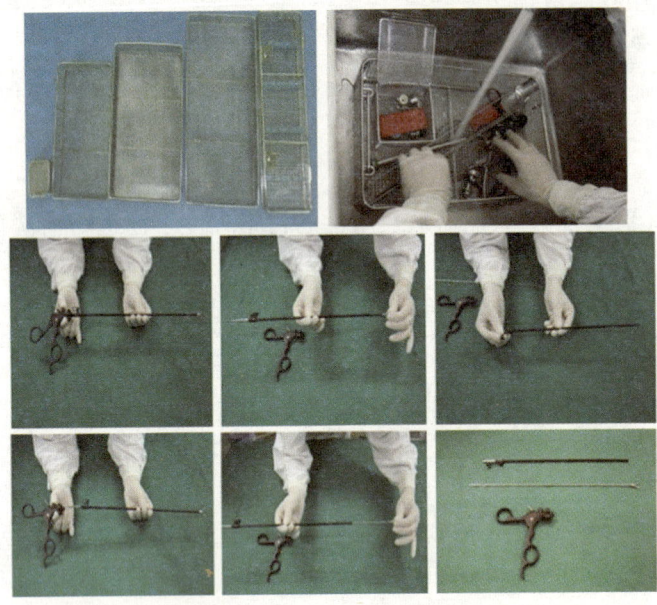

图 2-18-1-4 组合器械拆分

5. 腔镜清洗消毒规范流程

▶ 硬式内镜的清洗流程操作视频

● 内容及工作目标

清洗方法包括手工清洗、机械清洗。清洗步骤包括冲洗、洗涤、漂洗、终末漂洗。根据器械材质选择物理或化学的消毒方法,确保清洗消毒质量。

● 操作原则

(1)遵循器械厂家说明书选择清洗方法。

(2)光学目镜宜采用手工清洗。

(3)硬式内镜、器械及附件可采用手工清洗方法,也可采用专用内镜器械清洗架进行机械清洗。

（4）清洗后的器械表面光亮无污垢、无锈斑、无血迹；管腔内外清洁、干净、管腔通畅。器械关节灵活。

● 操作步骤

（1）手工清洗消毒操作步骤

①工作人员清洗硬式内镜、器械及附件时，应当穿戴必要的防护用品，包括工作服、防水围裙、口罩、护目镜、帽子、手套等。

②清洗消毒设备、物品准备：包括流动水清洗槽、超声波清洗机、高压水枪、干燥设备、刷子等用具（图2-18-1-5）。

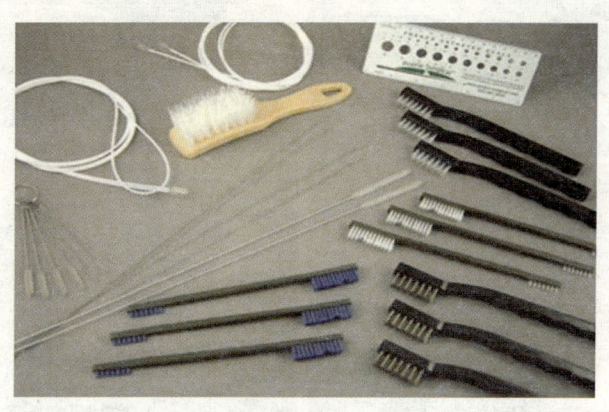

图2-18-1-5

③光学目镜的清洗消毒（图2-18-1-6）

A. 光学目镜手工清洗时，宜单独清洗，轻拿轻放，可放置在胶垫上防止滑落，注意防止划伤光学目镜镜面。不应使用超声清洗。

B. 流动水清洗。

C. 使用含医用清洗剂的海绵或者软布进行洗涤。

D. 流动水漂洗。

E. 软水、纯化水或蒸馏水终末漂洗。

F. 消毒：可采用75%乙醇进行擦拭消毒。

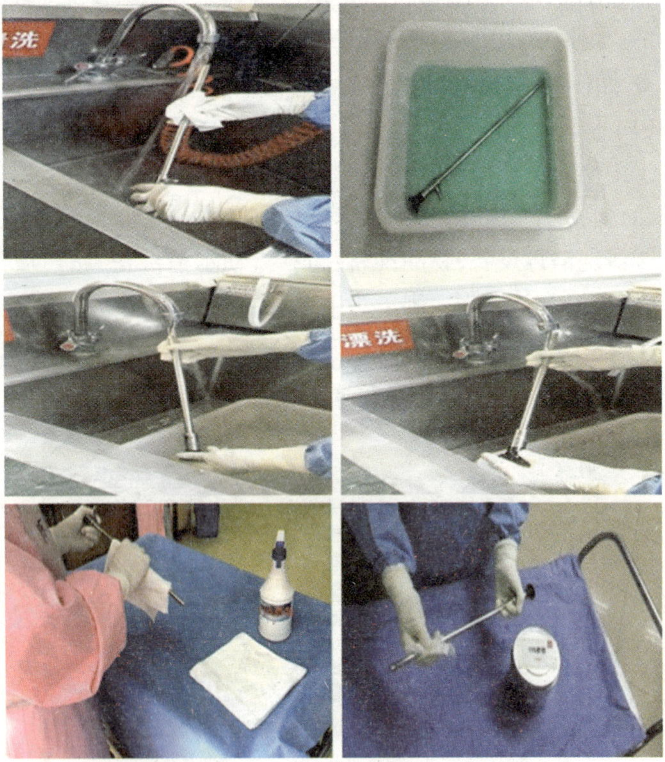

图 2-18-1-6　光学目镜的清洗消毒

④导光束及连接线的清洗消毒(图 2-18-1-7)

A. 清水擦拭导光束及连接线的两端,中间导线部分按标准手工清洗流程进行冲洗。

B. 使用含医用清洗剂的海绵或软布擦拭导光束及连接线的两端,中间导线部分按标准手工清洗流程进行洗涤。

C. 清水漂洗,方法同上。

D. 软水、纯化水或蒸馏水终末漂洗,方法同上。

E. 消毒:可采用75%乙醇进行擦拭消毒。

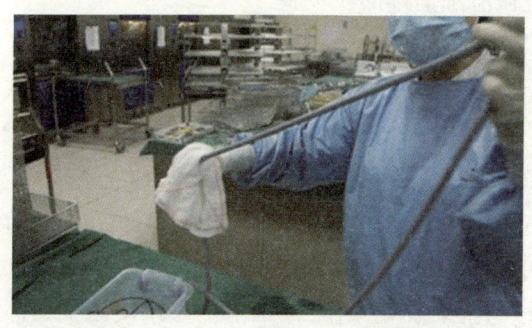

图 2-18-1-7 导光束的清洗消毒

⑤器械及附件清洗消毒

A. 预处理：用流动水初步冲洗，除去血液、黏液等污染物。管腔器械应使用高压水枪进行管腔冲洗。

B. 器械拆卸：器械可拆卸部分必须拆开至最小单位。

C. 冲洗：器械拆卸后进行流动水冲洗，小的精密器械附件应放在专用的密纹清洗筐中防止丢失。

D. 洗涤：应用医用清洗剂进行器械及附件的洗涤，于水面下进行刷洗。器械的轴节部、弯曲部、管腔内用软毛刷彻底刷洗。

E. 超声清洗：可超声清洗的器械及附件使用超声波清洗器进行超声清洗，时间宜 3～5 分钟，可根据器械污染情况适当延长清洗时间，不宜超过 10 分钟。超声清洗的方法符合 WS301.2-2016 附录 B 中相关规定。

F. 漂洗：流动水冲洗器械及附件。管腔器械应用高压水枪进行管腔冲洗，管腔器械水流通畅，喷射的水柱成直线、无分叉。

G. 终末漂洗：应用软水、纯化水或蒸馏水进行器械及附件的彻底冲洗。

H. 消毒：清洗后的内镜器械及附件应进行消毒。可采用湿热消毒法或采用 75% 乙醇进行消毒。

（2）机械清洗消毒操作步骤

①工作人员着装及防护与手工清洗操作相同。

②设备及物品准备主要包括清洗消毒机、内镜器械专用清洗架、清洗网筐、带盖密纹清洗筐以及手工清洗使用设备及用品。

③手工预处理：用流动水初步冲洗，去除血液、黏液等污染物。管腔器械应使用高压水枪进行管腔冲洗。器械可拆卸部分必须拆卸至最小单位，小配件使用小型带盖密纹清洗筐妥善放置。

④器械清洗架装载操作：根据生产厂家使用说明书正确将器械上架装载。

A. 管腔器械的阀门应处于打开状态，将管腔连接到型号匹配的灌注装置上，以确保管腔的彻底冲洗。

B. 可拆卸的操作钳、剪类器械完成拆卸后，功能内芯固定放置在器械篮筐中并确保轴节、钳口充分张开；器械外套管连接匹配灌注套管并固定好；器械手柄与灌注口连接并固定。

C. 不可拆卸的操作器械，将灌注管与器械的冲洗口连接并固定，确保器械管腔得到彻底清洗。

D. 小型配件如螺帽等需放置在带盖密纹网筐中，确保清洗过程中无掉落和碰撞。

E. 气腹针拆卸后外套管和内芯分别选择匹配的灌注口连接，妥善固定。

F. 适用于机械清洗的光学目镜，需独立放置并固定在专用篮筐中进行清洗。

G. 软管或适用于机械清洗的导光束，需盘绕固定于专用清洗架上，中空软管如气腹管或冲洗管需连接灌注接口，确保管腔得到彻底的清洗和干燥（图2-18-1-8）。

H. 选择并启动清洗消毒程序，包括预洗、主洗（加含酶清洗剂/碱性清洗剂）、漂洗（若用碱性清洗剂，则需中和）、终末漂洗、消毒和干燥。终末漂洗、消毒应使用纯化水。预先阶段水温应≤

45℃。湿热消毒的温度应≥90℃,时间≥1分钟,或AO值>600。

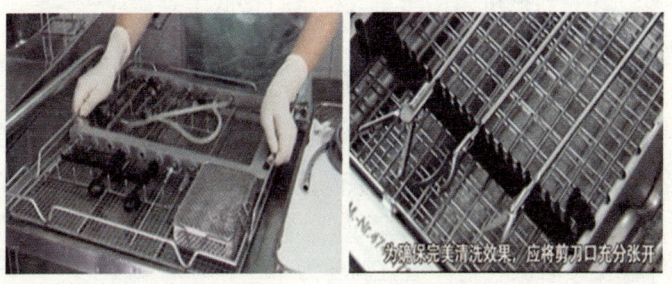

图2-18-1-8 软管等的清洗

● 注意事项

(1)医用清洗剂的配置和浸泡时间参照生产厂家使用说明书。手工清洗时,每清洗一套内镜应更换医用清洗剂溶液。

(2)清洗槽、清洗工具每天使用后应进行消毒处理,可选用1000mg/L含氯消毒液。

(3)器械清洗后,应放置在清洁台或清洁区内,避免二次污染。

(4)机械清洗时,应确认清洗消毒程序的有效性。观察运行参数并记录保存,符合WS310.3-2016的规定。

(5)机械清洗时,每件器械均应单独放置,管腔正确连接匹配的灌注接口,确保水流充分接触器械的表面和管腔。

(6)清洗消毒机应遵循生产厂家说明书进行清洁、检查和维护。

6. 如何干燥?

● 内容及工作目标

宜首选干燥设施、设备进行干燥处理,确保干燥效果。

● 操作原则

(1)根据器械的材质选择适宜的干燥温度。

(2)光学目镜、导光束、连接线应采用擦拭法进行干燥。

(3)管腔器械可采用压力气枪进行彻底干燥。

● 操作步骤

(1)进行器械干燥时,应保持台面清洁。

(2)宜使用专用镜头纸擦拭光学目镜镜面、导光束、连接线等,器械应使用清洁的低纤维絮擦布对表面进行彻底干燥。

(3)采用干燥柜干燥时,金属类器械及附件适宜温度为70~90℃,塑胶类器械及附件适宜温度为65~75℃。

(4)管腔类器械使用压力气枪进行彻底干燥处理(图2-18-1-9)。

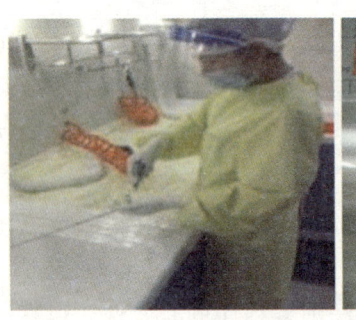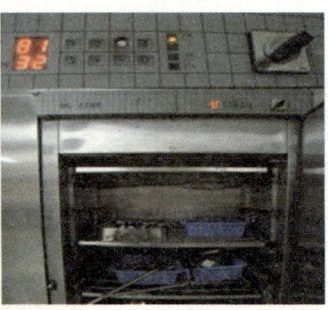

图2-18-1-9 管腔类器械的干燥

● 注意事项

(1)硬式内镜、器械及附件在包装前应确保干燥,不应使用自然干燥方法进行干燥。

(2)橡胶垫圈、密封圈等塑胶类配件的干燥温度不能过高。

7. 包装规范

● 内容及工作目标

硬式内镜、器械及附件在灭菌前应进行包装,以保证其无菌性。根据灭菌方法和使用需求选用适宜的包装材料进行包装。包装操作包括检查、保养、装配、包装、封包、标识等步骤。

● 操作原则

（1）应对干燥后每一件器械进行清洁度检查和功能检查及保养（图2-18-1-10）。

①在确保器械干燥的情况下进行器械的检查和保养。

②清洁度检查方法以目测为主，辅以带光源的放大镜。

③功能检查及保养操作，遵循器械生产厂家的指导。

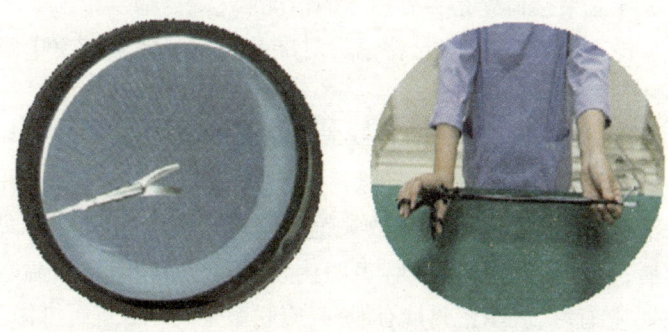

图2-18-1-10　清洁度检查及功能检查、保养

（2）按照建立的图文卡和器械明细单，规范进行器械的装配。

（3）为避免内镜、器械及附件在操作、运输过程中发生损坏，宜使用专用的硬质容器或将器械摆放在器械盒或篮筐中，并使用器械固定架或保护垫。

（4）根据灭菌方法和使用需求选用适宜的包装材料进行包装。

● 操作步骤

（1）人员及环境

①操作人员规范着装，应穿工作服、戴帽子，操作前洗手。

②包装物品准备齐全，如：放大镜、图文卡、标识牌、检测卡、包装材料、器械功能检查用品等，包装台面清洁。

(2)检查、保养

①光学目镜检查

A. 清洁度检查:包括表面、镜面、目镜端、物镜端、导光束接口处,均应符合清洗质量标准。

B. 功能检查:

· 观察镜体是否完整无损坏。

· 观察镜面是否有裂痕。

· 导光束接口处是否有损坏的情况。

· 检查镜头成像质量,将镜头对准参照物缓慢旋转360°进行目测,图像应清晰、无变形。

方法:为便于查看光学目镜成像质量,参照物距离目镜应在5cm之内。若图像不清晰,排除污物残留,重新清洗、干燥或用酒精清洁镜面,如仍不清晰,用放大镜仔细检查镜面有无裂痕、划痕或碎屑;有弧影但视野清晰,表明内镜外壳上有凹痕;若盖玻片(物镜)上有雾,表明密封端有泄漏,应联系生产厂家进行维修。

· 检查轴杆有无凹陷或刮伤,轴杆是否平直(图2-18-1-11)。

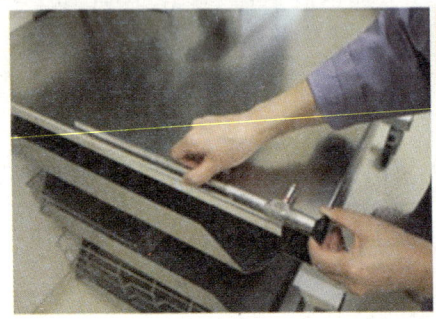
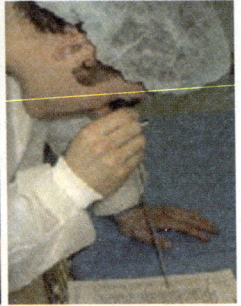

图2-18-1-11　光学目镜检查

②导光束检查

A. 清洁度检查:对导光束进行表面的清洁度检查,应符合清洗质量标准。

B. 检查导光束表面是否有破损。

C. 功能检查:将导光束的一端对准室内光源,在导光束一端上下移动大拇指,检查另一端有无漏光区(图2-18-1-12)。

光区灰影表明纤维断裂,纤维断裂会使透光减少,若透光减少到影响手术视野,如灰影部分超过2/3,应进行维修或更换。

操作中不可将导光束一端接入冷光源,用眼睛看另一端,以免强光损害眼睛。

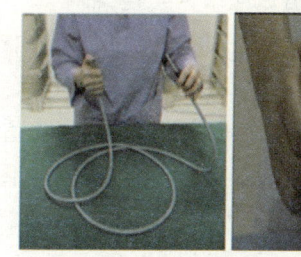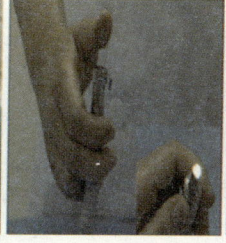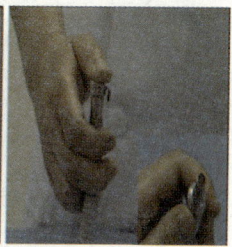

图2-18-1-12　导光束检查

③器械及附件检查

A. 清洁度检查:对器械及附件进行全面的清洁度检查,确保器械表面、关节、齿牙及管腔处光洁,无血渍、水垢、锈斑等残留物质,符合清洗质量标准。

B. 润滑、保养:功能检查前,对内镜器械的可活动节点、轴节、螺帽螺纹、阀门等处加润滑油,可采用喷雾或浸泡方法进行器械的润滑,以保证器械的灵活度。润滑剂的配置和使用方法按生产厂家说明书执行(图2-18-1-13)。

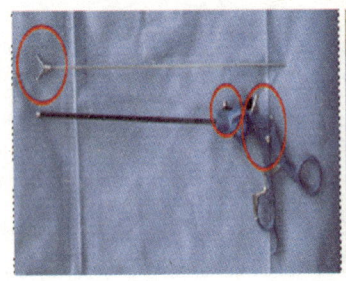
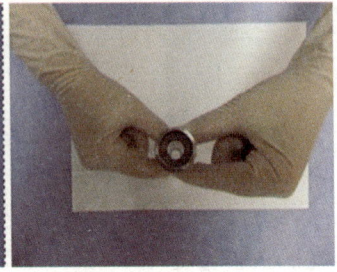

图 2-18-1-13 器械及附件润滑、保养

C. 功能检查

·器械零件应齐全无缺失,每件器械应结构完整,轴节关节灵活无松动;器械关节及固定处的铆钉、螺丝等应齐全、正常紧固;器械操作钳关闭钳端时应闭合完全。

·套管、密封圈完整无变形,闭孔盖帽无老化;弹簧张力适度和卡锁灵活;剪刀、穿刺器应锋利、无卷刃;穿刺器管腔通畅(图 2-18-1-14)。

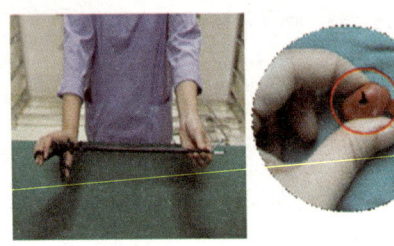
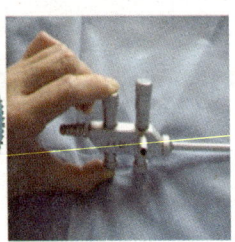

图 2-18-1-14 器械及附件功能检查

·带电源器械应行绝缘性能检查,目测检查绝缘层有无裂缝或缺口;手握器械检查绝缘层是否和金属内芯包裹紧实无松动;有条件的建议使用专用检测器进行绝缘性能等安全性检查(图 2-18-1-15)。

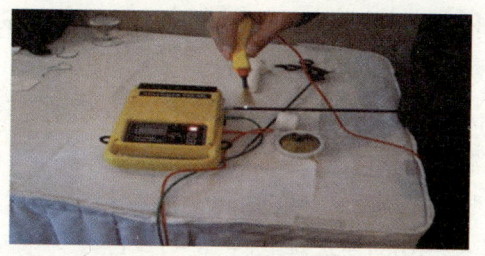

图2-18-1-15 带电源器械的绝缘性能检查

(3)装配

①操作人员根据器械图示将拆卸的器械进行重新组合、装配。

A. 组装内镜器械的外套、内芯和手柄,在将某种器械插入或退出内镜器械操作通道时,必须处于基本平直(无偏转)的位置。

B. 组装穿刺器的套管、多功能阀和穿刺芯。

②操作人员依据器械装配的技术规程或图示,核对器械的种类、规格和数量。

A. 光学目镜宜放置于专用带盖、带卡槽的器械盒内进行单独包装。

B. 按照器械的使用顺序摆放器械。

C. 导光束及摄像连接线大弧度盘绕,直径应>10cm,无锐角(图2-18-1-16)。

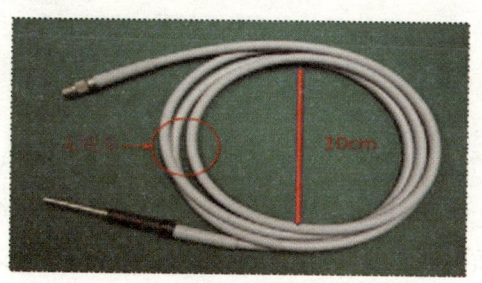

图2-18-1-16 导光束大弧度盘绕

D. 锋利的器械,如锥、鞘、针类、剪类、穿刺器等,应采用固定架、保护垫或使用保护封帽。

E. 所有的空腔、阀门应打开,保证灭菌介质的穿透,避免由于压力改变对器械造成的不必要损伤。

③器械装配完毕后放入包内化学指示卡,指示卡放置位置符合 WS310.3 – 2016 的要求(图 2 – 18 – 1 – 17)。

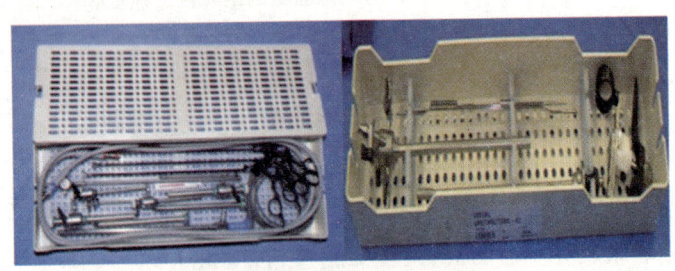

图 2 – 18 – 1 – 17 器械装配

(4)包装操作

①包装前再次根据器械明细单进行核对,并签名确认。

②选择包装材料:根据灭菌方法选择与其相适应的包装材料。

A. 灭菌包装材料应符合 GB/T 19663 的要求,包括硬质容器(是指带有有效无菌屏障系统的硬质密闭医用包装材料)、医用无纺布、纺织品包装、医用纸袋、医用纸塑袋、特卫强包装材料等。

B. 包装材料应符合以下原则:灭菌介质能够穿透;提供微生物屏障作用;保证包装内容物无菌等。

③包装方法:根据包装材料选择包装方法,分为闭合式包装和密封式包装,包装操作及质量要求符合 WS310.2 – 2016 的规定。

A. 硬质容器的使用与操作应遵循生产厂家的使用说明或指导手册;硬质容器多用于内镜单独包装和成套内镜器械的包装。

B. 闭合式包装应用两层分两次包装。

C. 密封式包装如特卫强包装或医用纸塑袋适合于体积小、重量轻或单独包装的器械。

(5)封包

①包外应设有灭菌化学指示物,封包应符合 WS310.2 – 2016 的要求(图 2 – 18 – 1 – 18)。

②闭合式包装应使用专用胶带,胶带长度应与灭菌包体积、重量相适合,松紧适度。封包应严密,保证闭合性完好。

③密封式包装其密封宽度应 > 6mm,包内器械距包装袋封口处应 > 2.5cm。

④硬质容器应设置安全闭锁装置,无菌屏障完整性破坏时应可识别。

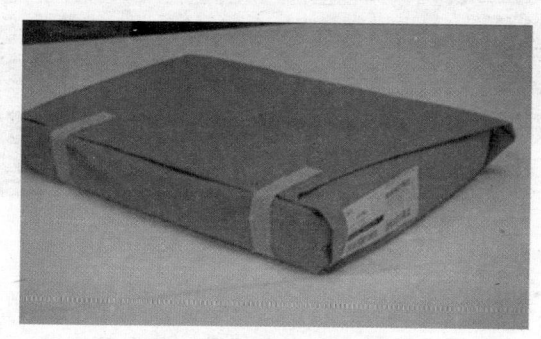

图 2 – 18 – 1 – 18　封包

(6)标识

①灭菌物品包装的标识应注明物品名称、包装者等内容。
②灭菌前注明灭菌器编号、灭菌批次、灭菌日期和失效日期。
③标识应具有可追溯性。

● 注意事项

(1)操作中轻拿轻放,每件器械不碰撞、不叠放。
(2)功能不全的器械进行修理或更换,如:弹簧、垫圈等,受到腐蚀的器械应立即丢弃。

（3）光学仪器系统、垫圈和带电流的部件不得使用润滑油。

（4）不同灭菌方法的器械分开包装。

（5）过氧化氢低温等离子体灭菌应选择特卫强包装材料或医用无纺布包装材料，不应选用纺织品、皱纹纸类包装。

（6）密封式包装应在每日使用前检查医用热封机参数的准确性和闭合完好性。

第一层放置顺序如图2-18-1-19所示。

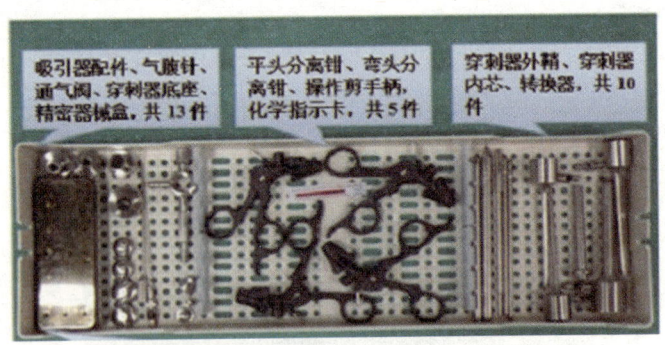

图2-18-1-19　第一层放置顺序

第二层将平头分离钳、弯头分离钳、操作剪、弹簧抓钳外鞘和内芯、电凝器、吸引器共12件卡在相应卡槽内（图2-18-1-20）。

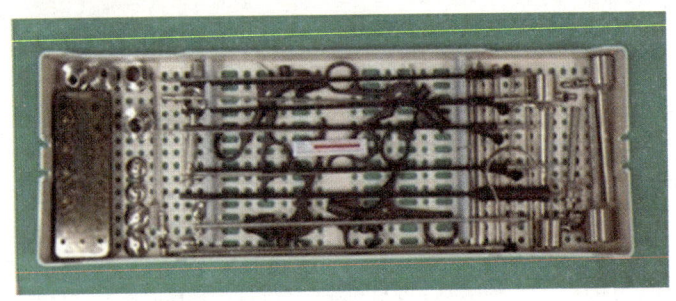

图2-18-1-20　第二层放置顺序

8. 灭菌操作指南

● 内容及工作目标

硬式内镜、器械及附件的灭菌可采用预真空压力蒸汽灭菌和低温灭菌,如过氧化氢低温等离子灭菌、环氧乙烷灭菌等方法。低温灭菌可以延长内镜及器械的使用寿命。

硬式内镜及器械经灭菌后应确保达到无菌保证水平(SAL)10^{-6}。

● 操作原则

(1)根据硬式内镜、器械及附件的材质耐受性和使用要求选择灭菌方法。

(2)根据器械生产厂家提供的使用指导要求选择灭菌方法,生产厂家应提供内镜、器械及附件的灭菌方法及技术参数。

(3)灭菌设备操作技术和方法应严格遵守灭菌设备的使用和操作规程,并符合 WS310.2-2016 的规定。

(4)硬式内镜不可随意更换灭菌方式。

● 操作方法

(1)压力蒸汽灭菌

①压力蒸汽灭菌适用范围:适合于耐湿、耐热的医疗物品的灭菌。

②压力蒸汽灭菌参数要求符合 WS310.2-2016 相关要求。

③压力蒸汽灭菌的注意事项:

A. 内镜上标有"可耐压力蒸汽灭菌(Autoclave)"标识的设备,可选用压力蒸汽灭菌,操作时必须严格按照生产厂家的说明书及灭菌建议选择灭菌参数,不应超过灭菌建议所规定的温度和时间,相对长的灭菌时间会对器械产生较大损坏。

B. 经过压力蒸汽灭菌的内镜和器械应自然冷却后使用,禁止使用冷水等方法进行快速降温。

C. 小型压力蒸汽灭菌器的快速灭菌程序不应作为硬式内镜、

器械及附件物品的常规灭菌程序。应急情况下使用时,其使用管理应符合 WS/T367-2012《医疗机构消毒技术规范》的要求。小型压力蒸汽灭菌器的使用范围和操作应遵循生产厂家使用的使用说明或指导手册(图 2-18-1-21)。

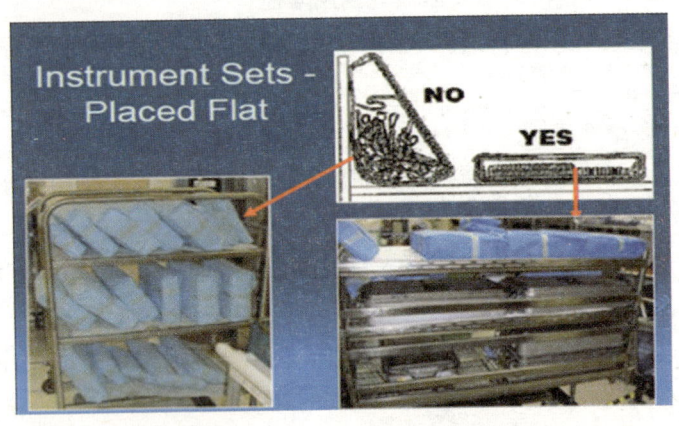

图 2-18-1-21　使用说明书

(2)过氧化氢低温等离子体灭菌

①适用范围:过氧化氢低温等离子体灭菌适用于不耐高温、湿热的医疗器械(如电子仪器、光学仪器、硬式内镜及器械等)的灭菌。

②过氧化氢低温等离子体灭菌参数要求符合 WS/T367 的规定并应参照生产厂家使用说明书。

③过氧化氢低温等离子体灭菌的注意事项

A. 灭菌前物品应彻底清洗,确保充分干燥。

B. 根据生产厂家指导选择不同的灭菌程序和参数。

C. 过氧化氢低温等离子体灭菌应选用专用的包装材料(如器械盒、医用无纺布、特卫强包装材料等),不应使用亚麻、纤维素或任何列入"不推荐物件"名单的材料,不应在器械托盘中使用泡沫材料垫。

D. 装载时灭菌物品不得接触舱壁、舱门和等离子电极网,等离子电极网和装载物间至少应有 25mm 间距。

E. 物品灭菌时不应裸露,应包装后灭菌。

F. 装载时金属物品和非金属物品宜混合装载,有利于过氧化氢的有效穿透和均匀扩散。

G. 灭菌物品不可堆叠摆放,以确保杀菌因子能充分接触到物品所有表面。

H. 特卫强包装袋宜同一方向、竖直排列进行装载。

I. 过氧化氢低温等离子体灭菌装载参考图 2-18-1-22。

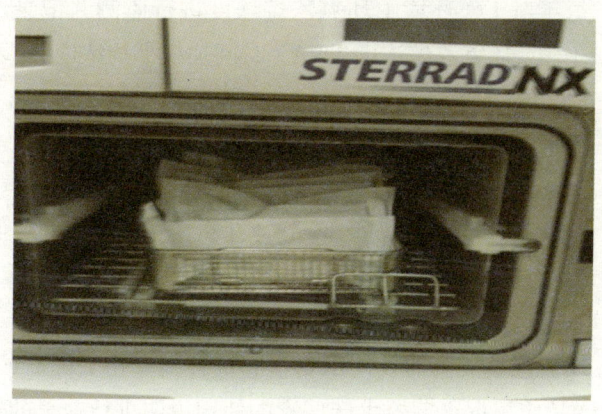

图 2-18-1-22　等离子灭菌装载

(3) 环氧乙烷灭菌

①环氧乙烷灭菌适用范围:适用于不耐高温、湿热如电子仪器、光学仪器等医疗器械的灭菌。

②环氧乙烷灭菌参数要求符合 WS/T367 的规定并应参照生产厂家使用说明书。

③环氧乙烷灭菌的注意事项

A. 灭菌器安装应符合要求,包括通风良好,远离火源,灭菌器各侧(包括上方)应预留51cm空间。

B. 应安装专门的排气管道,且与大楼其他排气管道完全隔离。排气管应为不通透环氧乙烷材料(如铜管等)制成,垂直部分长度超过3m时应加装集水器。排气管应导至室外,并且出口处应反转向下;距排气口7.6m范围内不应有易燃易爆物品和建筑物的入风口(如门或窗);排气管不应有凹陷或回圈。

C. 环氧乙烷灭菌气瓶或气罐应远离火源,通风良好,无日晒,存放温度低于40℃,不应置于冰箱中。应严格按照国家制定的有关易燃易爆物品存储要求进行处理。

D. 每年对工作环境中环氧乙烷浓度进行监测并记录。每日8小时工作中,环氧乙烷浓度TWA(时间加权平均浓度)应不超过1ppm($1.82mg/m^3$)。

E. 消毒员应经过专业知识和紧急事故处理的培训。过度接触环氧乙烷后,迅速将其移离中毒现场,立即吸入新鲜空气;皮肤接触后,用水冲洗接触处至少15分钟,同时脱去污染衣物;眼睛接触液态环氧乙烷或高浓度环氧乙烷气体时需至少冲洗眼睛10分钟,并均应尽快就诊。

F. 环氧乙烷灭菌器及使用安全应符合国家相关标准或规定。灭菌后物品应根据灭菌器生产厂家的使用说明进行充分的通风解析后使用,确保环氧乙烷残留量符合规定。

9. 如何储存与发放?

● 内容及工作目标

按照WS310.2-2016的要求和无菌物品存放标准进行储存和发放,确保灭菌后物品的无菌状态。

● 操作原则

(1)无菌物品存放柜距离地面的高度应为20~25cm,离墙5~10cm,距离天花板50cm。

(2)内镜及器械灭菌后应固定位置,设置标识和专人管理,接触无菌物品前应洗手或进行手消毒。

(3)无菌有效期按照 WS310.2-2016 执行。应遵循先进先出的原则。

①环境的温度、湿度达到 WS310.1-2016 标准时,纺织品包装材料的有效期宜为 14 天;未达到环境标准时有效期宜为 7 天。

②医用无纺布包装的无菌物品有效期宜为 180 天。

③纸塑袋包装的无菌物品有效期宜为 180 天。

④硬质灭菌容器包装的无菌物品有效期宜为 180 天。

(4)发放前检查包装完整性和无菌标识,发放记录应具有可追溯性。

● 注意事项

(1)操作过程中轻拿轻放。

(2)应确认无菌物品的有效性。

(3)运送无菌物品的器具使用后应清洁处理,干燥存放。

10. 如何进行质量控制与监测?

● 基本原则

(1)专人负责质量监测:应由专人负责质量监测工作,建立质量控制管理制度:清洗和灭菌方法,以及具体效果监测方法。

(2)定期进行质量检查:应定期对监测的各类指示剂(化学、生物)进行质量检查,具体检查内容包括:指示剂是否在使用有效期内,指示剂及包装材料保存条件是否符合要求,指示剂颜色是否发生改变等。

(3)定时更换化学剂:对使用于清洗硬式内镜的医用清洗剂、除锈剂及润滑剂要根据使用说明定时更换,以便达到其有效性。

(4)灭菌设备监测的要求:新安装、移位、大修、灭菌失败、包装材料改变及首次使用该设备进行硬式内镜灭菌的,都应对其灭菌效果进行评价或重新评价。评价包括同时进行物理监测、化学监测及生物监测。监测时要求灭菌舱内有相应灭菌内镜,必须连续监测三次合格后,方可正常使用。

(5)定期维护和保养:灭菌设备应做到定期维护和保养,具体操作应按照不同设备的使用说明书或指导手册进行日常清洁、检查和保养。

● 清洗质量监测

(1)检查内容:应在检查包装前目测检查,并借助带光源放大镜检查,清洗后的硬式内镜或拆分的零部件及附件应表面光洁,无血渍、污渍、水垢、锈斑等残留物质。

(2)监测频次

①日常监测:硬式内镜在包装时进行目测检查,可借助带光源放大镜检查,每天记录检查结果。

②定期抽查:每月应至少抽查3个待灭菌的硬式内镜、器械及附件包的清洗效果,检查方法和内容同日常监测,并记录监测结果。

③定期监测:可定期使用清洗测试物进行检测。

● 灭菌监测

(1)物理监测:在每次操作中,所有灭菌阶段的关键参数都应被记录(包括灭菌温度、灭菌时间、灭菌压力等)。在每个灭菌循环结束后,处理过程中的参数都应打印输出相对详细的数据,作为可追溯的灭菌记录。

(2)化学监测:①每个灭菌包外应使用灭菌指示物作为灭菌过程的监测;每个灭菌包内应至少放置一个灭菌指示物,通过观察其颜色变化,判断其是否达到灭菌合格要求。②每个灭菌包内应放置化学指示卡以便使用者确认无菌包的灭菌质量。

(3)生物监测

①菌种选择要求:压力蒸汽灭菌生物监测应选用嗜热脂肪杆菌芽胞;过氧化氢低温等离子体灭菌生物监测应选用嗜热脂肪杆

菌芽胞;环氧乙烷灭菌生物监测应选用枯草杆菌黑色变种芽胞。

②生物监测频率要求:压力蒸汽灭菌应每周进行一次监测;过氧化氢低温等离子体灭菌应每天至少进行一次监测;环氧乙烷灭菌应每锅次进行监测。

③测试包放置位置要求:每次监测设一个监测点位。遵照生产厂家使用说明将生物指示剂置于灭菌舱内最难达到灭菌要求处。

④生物指示剂培养方法及要求:建议使用自含式生物指示剂,监测时应随同灭菌内镜及器械一起进行灭菌,灭菌后取出生物指示剂,放入培养箱中培养,另取一支同批号生物指示剂作为对照组。

嗜热脂肪杆菌芽胞培养温度为55～60℃,枯草杆菌黑色变种芽胞培养温度为35～37℃。具体操作方法及培养时间详见生物指示剂说明书。

⑤判断结果:遵循生物指示剂说明书,生物指示剂的培养结果可通过肉眼观察颜色的改变进行判读。每次监测结果做好记录和保存。

生物监测不合格时,立即召回同批次的灭菌内镜,召回上次生物监测合格以来尚未使用的灭菌内镜,重新处理;并应分析不合格原因,改进后再连续进行三次生物监测,合格后方可继续使用该设备。

⑥注意事项:

A. 灭菌设备应有自动报警功能(装置),当灭菌过程参数不能满足可接受的设定值时设备将取消灭菌循环,并记录故障的原因。循环取消后应对装载物品进行重新打包和重新灭菌。

B. 不同的灭菌方法应使用与其相匹配的专用化学指示物和生物监测指示物。

C. 化学和生物监测指示物应有卫生部许可批件或符合相关

规定,应根据使用说明书的要求进行存放,在有效期限内使用。

第二节　硬式内镜及器械是如何组成的?

硬式内镜及器械包括设备、器械及附件、光学目镜、导光束、摄像连接线、气腹针、镜鞘或穿刺器、操作器械、连接线(图2-18-2-1至图2-18-2-9)。

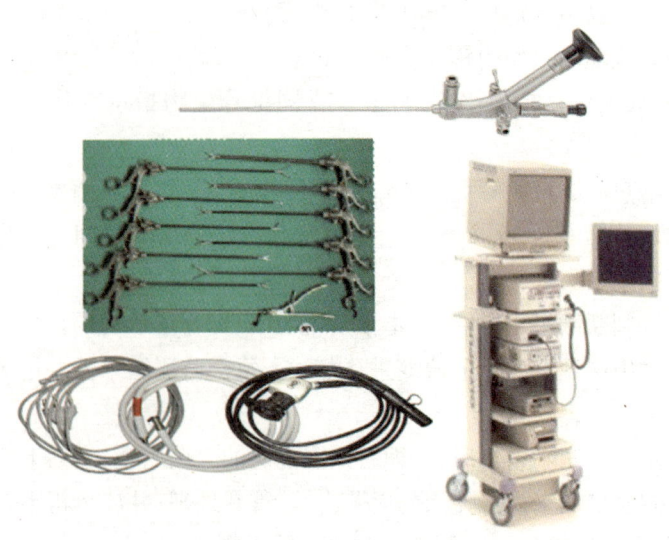

图2-18-2-1　硬式内镜设备

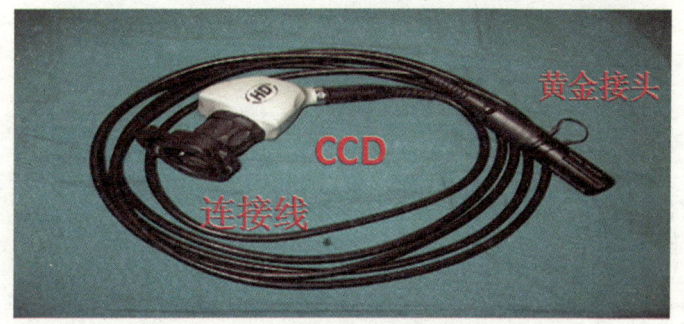

图2-18-2-2　连接线

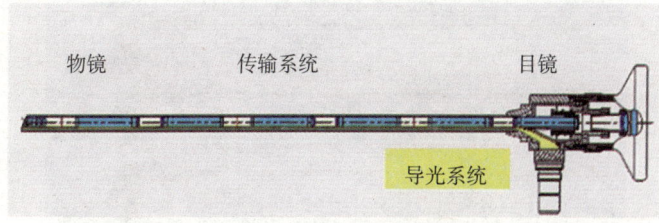

图2-18-2-3　光学目镜

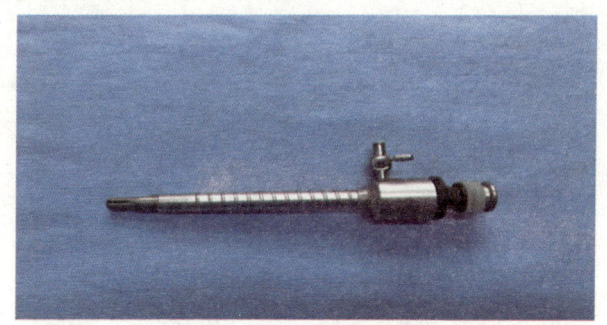

图2-18-2-4　穿刺器

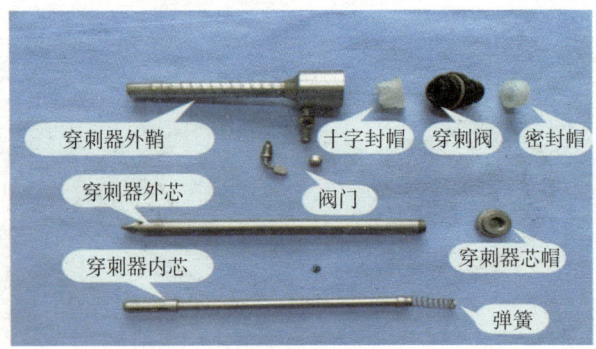

图2-18-2-5 穿刺器组成

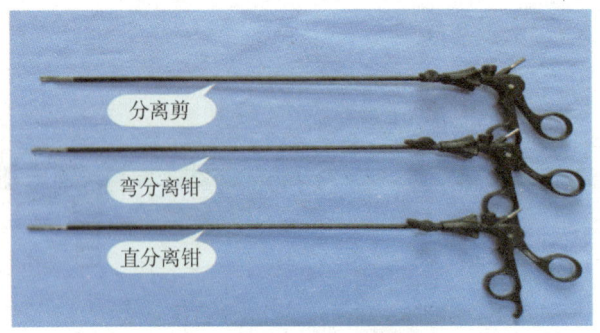

图2-18-2-6 分离钳

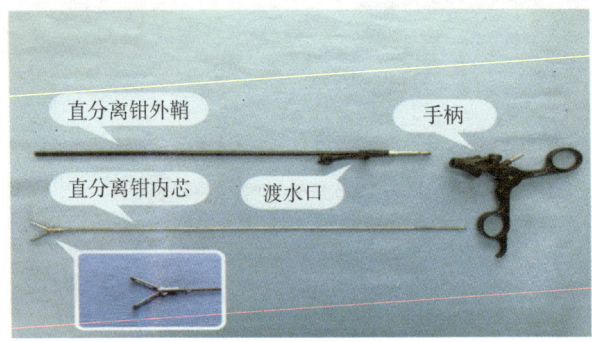

图2-18-2-7 直分离钳组成

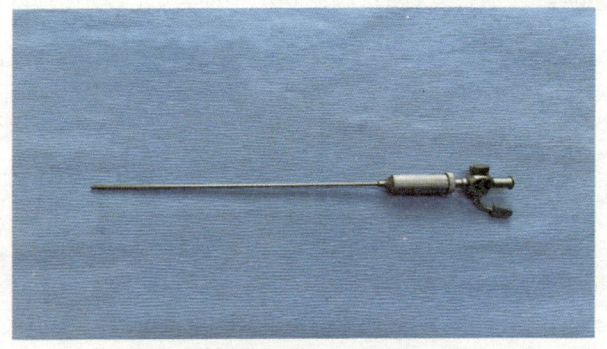

图 2-18-2-8 气腹针

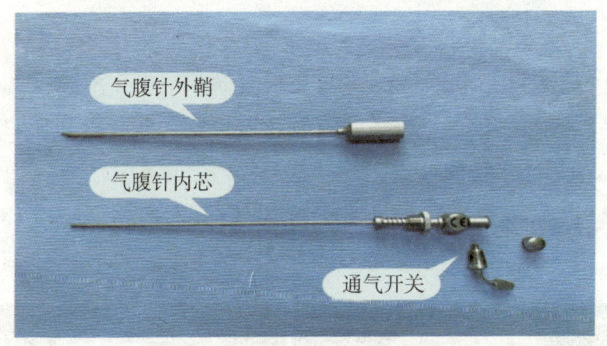

图 2-18-2-9 气腹针组成

第三节 特殊器械的使用及处理要点如何建立?

1. 光学目镜的使用注意事项

拿取时:应持目镜端,手指环扣。

使用时:防碰撞,保护目镜端、物镜端、导光束端。

运输时:防碰撞、防中间受压,注意使用器械盒保护。

清洗时:轻拿轻放,注意避免划伤镜面,禁止超声清洗(图2-18-3-1)。

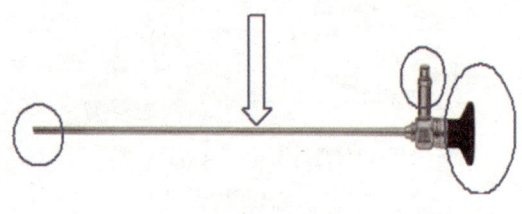

图2-18-3-1

2. 光学目镜的处理要点

回收及包装时:检查功能及完好性。

● 结构完好性检查

(1)观察目镜端物镜端镜面是否有裂痕、崩边、损坏。

(2)观察镜体是否完整无磕痕、轴杆有无凹陷或刮伤;检查轴杆是否平直有无弯曲。

(3)检查导光束接口处有无烧损变形的情况(图2-18-3-2)。

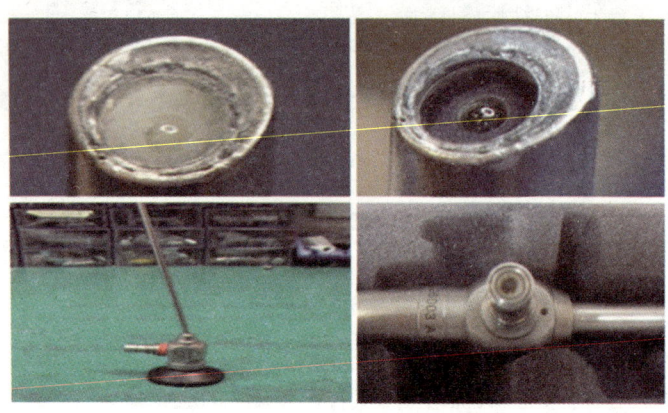

图2-18-3-2　导光束接口检查

● 功能检查——检查镜头成像质量

(1)选择参照物。

(2)将镜头对准参照物,目镜距离参照物应在5cm之内,缓慢旋转360°进行目测。

(3)目测结果图像应清晰、无变形;视野应完整(图2-18-3-3)。

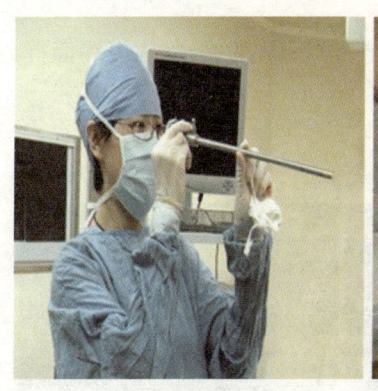
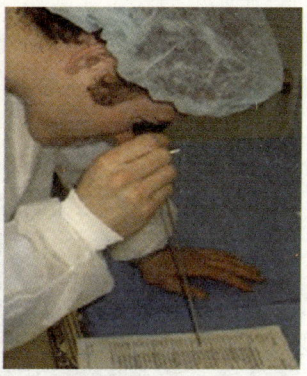

图2-18-3-3　镜头成像质量检查

● 包装时:保护。

置于带盖带卡槽或盒垫的器械盒中进行包装(图2-18-3-4)。

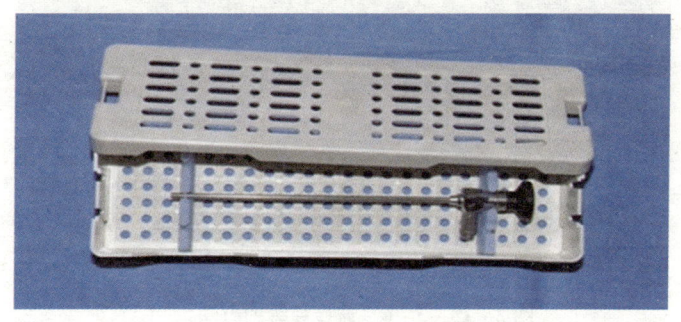

图2-18-3-4　包装保护

灭菌时,正确选择灭菌方式:

(1)不要使用冷水强制快速降温。

(2)不建议使用(裸露)快速灭菌循环。

(3)注意温度与压力的要求。

(4)不要频繁变换灭菌方式。

(5)应根据产品说明书选择推荐的灭菌方式。

3. 导光束的使用注意事项

(1)使用时:正确连接目镜,勿折弯;防锐器割损表面硅胶层(图2-18-3-5,图2-18-3-6)。

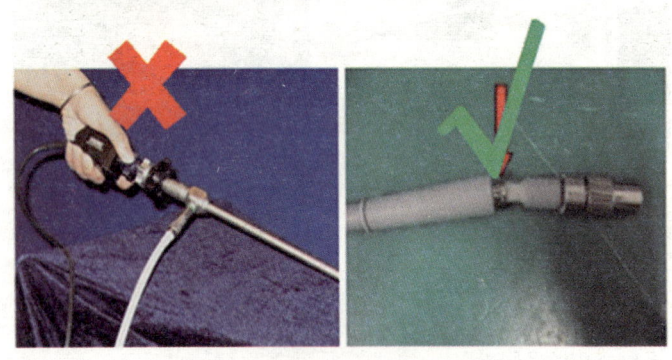

图2-18-3-5　连接目镜的方法(一)

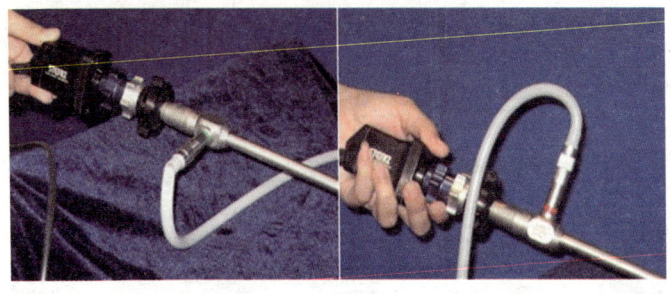

图2-18-3-6　连接目镜的方法(二)

(2)清洗时:应避免用力拉伸;禁止超声清洗。

(3)包装时:装配时应大幅度盘绕,避免受压,并检查清洁度及导光性能。

(4)灭菌时:正确选择灭菌方式。

4. 导光束的处理要点

(1)清洁质量检查:表面和端口是否有血迹、污迹。

(2)结构完好性检查

①检查导光束的表面是否有破损。

②检查导光束两端接口(硅胶和金属接头连接处)连接是否完好,是否有折痕有断裂(图2-18-3-7)。

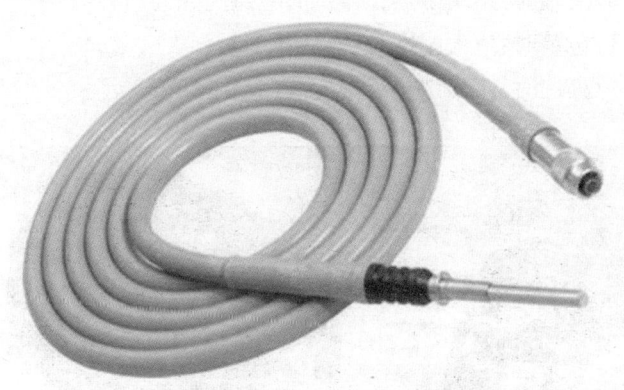

图2-18-3-7 导光束检查

(3)功能检查

①将导光束的一端对室内光源,在导光束一端上下移动大拇指,检查另一端有无漏光区(图2-18-3-8)。

②灰影表明纤维断裂,纤维断裂会使透光减少,若透光减少到影响手术视野,如灰影部分超过2/3,应进行维修或更换。

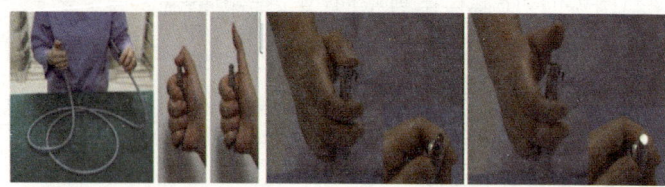

图2-18-3-8　导光束功能检查

5. 摄像连接线的使用及处理要点

（1）使用时：连接目镜前检查CCD端清洁情况，防锐器割裂、勿打折（图2-18-3-9）。

（2）清洗时：不耐湿热！擦拭时应避免用力拉伸。

（3）包装时：应大幅度盘绕，勿压勿折。

（4）灭菌时：正确选择灭菌方式（低温灭菌！）

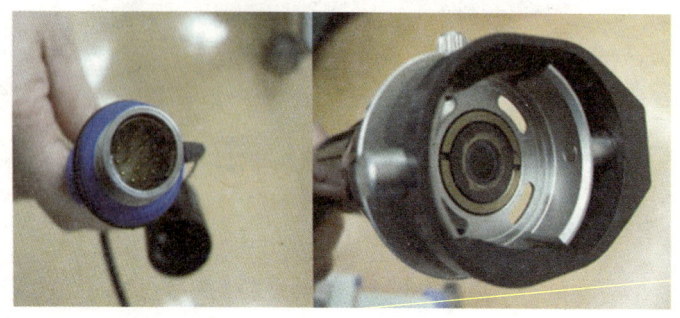

图2-18-3-9　CCD端清洁检查

6. 气腹针的使用及处理要点

（1）使用时：结构完整功能完好。

（2）运输时：防受压。

（3）清洗时：拆卸到最小单位。

（4）包装时：穿刺鞘勿遮挡穿刺芯出气孔；检查弹簧回弹力好

(图 2-18-3-10)。

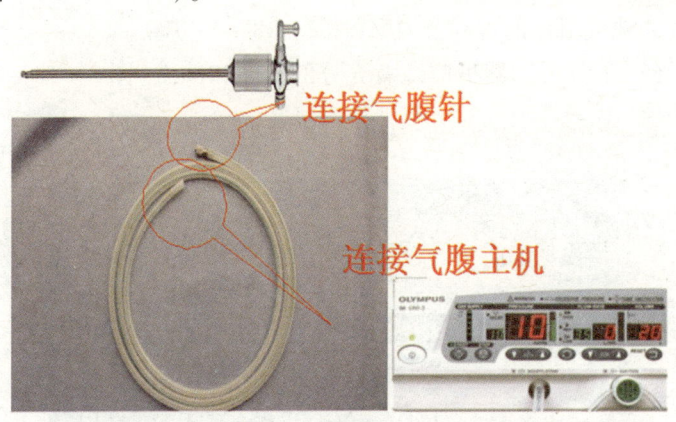

图 2-18-3-10

7. 穿刺器的使用及处理要点

(1)使用时:结构完整、不漏气。

(2)清洗时:拆卸到最小单位,小配件防丢失;手工清洗时注意选择合适的管腔刷(图 2-18-3-11)。

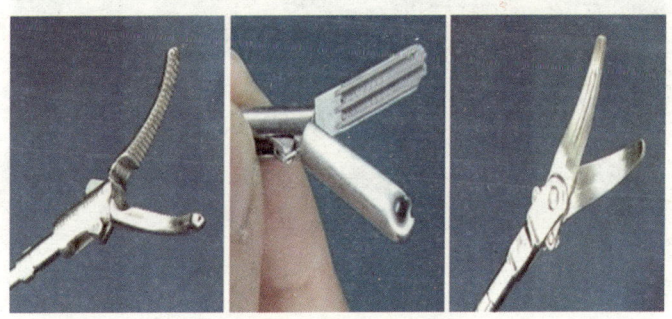

图 2-18-3-11 穿刺器

8. 操作器械的使用及处理要点

(1)使用时:器械各司其职,专职专用。

（2）清洗时：合适的清洗工具、正确的清洗方法；关注管腔器械及冲洗吸引器的拆卸及内壁（图2-18-3-12）。

（3）不可拆卸器械应注意充分的灌注和冲洗（图2-18-3-13）。

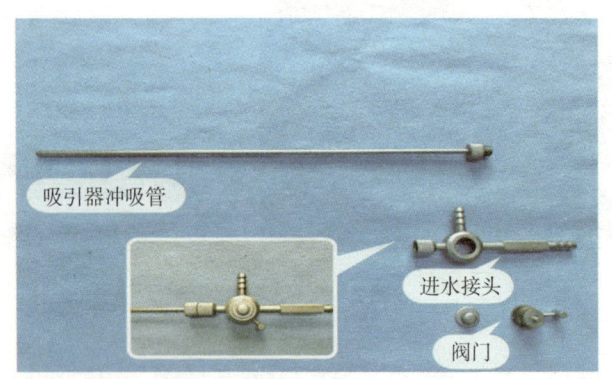

图2-18-3-12　穿刺器清洗拆卸（一）

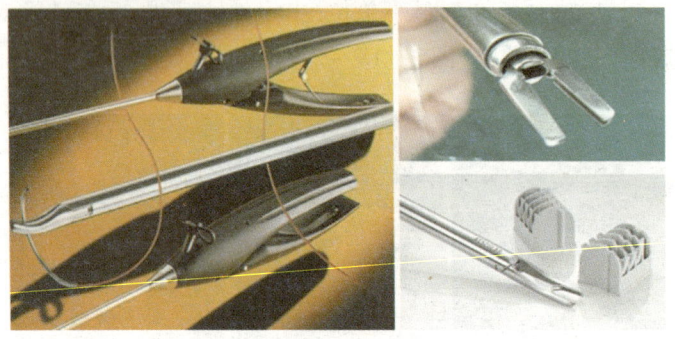

图2-18-3-13　穿刺器清洗拆卸（二）

（4）注意保护绝缘层，止血电凝功能端需彻底清洗（图2-18-3-14）。

（5）注意防范小配件丢失（图2-18-3-15）。

包装时：进行结构及功能检查，所有器械的关节轴、可活动的连接、螺纹、阀门必须注意润滑保养,器械妥善固定放置(图 2-18-3-16)。

灭菌时:选择正确的灭菌方式。

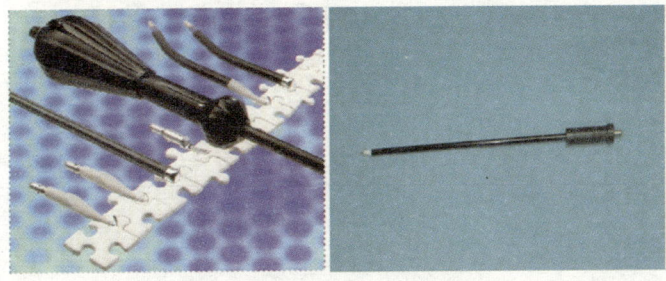

图 2-18-3-14 绝缘层保护

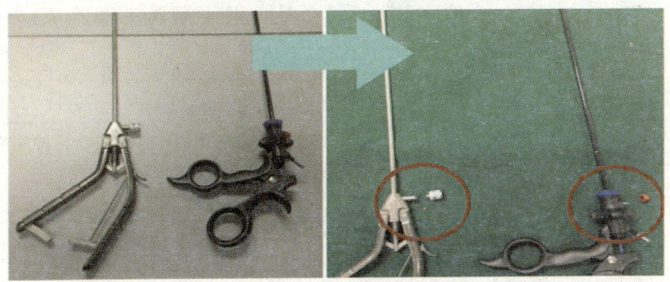

图 2-18-3-15 防范小配件丢失

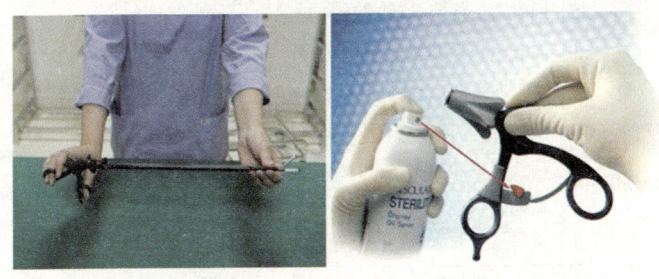

图 2-18-3-16 包装时妥善放置和润滑保养

第十九章

消毒供应中心质量检测指标

1. 腔镜器械质量监测指标(分值100分)

项目	考评标准	代码	监测指标	分值
1	管理 (3分)	①	内镜器械的清洗消毒依据卫生部行业标准进行	3
2	人员结构 (3分)	①	设立专门的组长或质控人员对硬式内镜清洗、检查、包装、灭菌	3
3	设备、设施 (9分)	①	环氧乙烷等低温灭菌设备操作符合规范,遵照说明书进行	3
		②	清洗设施和用具:分类工作台、清洗水槽、压力水气枪各种规格的内镜清洗刷清洁无损坏	2
		③	内镜及附件运送装置:污染器械回收车、无菌物品发放车、硬式内镜器械盒等放置规范并清洁到位。	1
		④	低温物品灭菌间定期监测,有害气体浓度超标报警器每天查看运行是否正常	3
4	回收 (10分)	①	回收人员规范着装,个人防护到位	1
		②	回收工具准备齐全:清洁到位	1
		③	清点器械数量,清点时注意器械是否完整,内镜镜面、螺钉、垫圈、密封圈是否缺失或损坏	2
		④	检查器械功能状态:目测光学目镜、导光束及摄像头连接线、器械及附件齐全	2
		⑤	核对清单并签字核对清单登记与实收器械签字	1
		⑥	特殊污染的物品回收时应双层封闭包装,有感染疾病名称特殊标记	3

202

续表

项目	考评标准	代码	监测指标	分值
5	分类 (5分)	①	进行器械分类,耐热耐湿器械与不耐热耐湿器械分别装载	2
		②	组合器械拆分后放置在同一清洗筐内	1
		③	小物件应专门放置密纹清洗筐	1
		④	放入标识牌,注明来源、器械组合标识牌	1
6	清洗 (17分)	①	遵循厂家说明书选择清洗剂、清洗方法和程序	3
		②	遵循先清洗后消毒的清洗原则,清洗步骤符合 WS310.2-2016 的相关要求,有细化的操作流程指引和防护要求	3
		③	采用专用内镜器械清洗架进行机械清洗应规范装框	2
		④	管腔类器械必须使用专用管腔刷及高压水枪/气枪	2
		⑤	器械可拆卸部分必须拆开至最小单位	2
		⑥	光学目镜采用手工清洗	2
		⑦	朊毒体、气性坏疽及突发原因不明的传染病病原体污染的物品应按规范进行处理并有记录	3
7	干燥 (9分)	①	根据器械的材质和厂家说明书选择适宜的干燥温度	3
		②	目镜宜使用专用镜头纸擦拭	2
		③	导光束、连接线可使用消毒的低纤维絮擦布进行干燥处理	2
		④	腔镜类器械,应使用压力气枪或95%乙醇进行干燥处理	2
8	检查 及保养 (10分)	①	包装区环境清洁操作人员包装前应进行手卫生	1
		②	应采用目测或使用带光源放大镜对干燥后的每件器械、器具和物品进行检查	2
		③	清洗质量不合格的,应重新处理;有锈迹,应除锈;器械功能损毁或锈蚀严重,应及时维修或报废	3
		④	工作人员组装时对器械功能进行检查或测试带电源器械应进行绝缘性能等安全性能检查,不合格的予以维修或更换	2
		⑤	润滑剂的配置和使用方法按生产厂家说明书执行	2

续表

项目	考评标准	代码	监测指标	分值
9	包装 (13分)	①	包装应符合 GB/T19633 的要求。使用前应检查包装材料清洁度,有无破损、异物等	3
		②	包括装配、包装、封包、注明标识等步骤,器械与敷料分室包装	1
		③	光学目镜宜放置于专用带盖、带卡槽的器械盒内进行单独包装	2
		④	导光束及摄像连接线大弧度盘绕,直径应大于10cm,无锐角	3
		⑤	包装前应依据器械装配的技术规程或图示,核对器械的种类、规格和数量,拆卸的器械应进行组装。双人核查	2
		⑥	包内包外应规范放置灭菌化学指示物。标识具有可追溯性	2
10	灭菌 (11分)	①	根据硬式内镜、器械及附件的材质耐受性和使用要求选择灭菌方法	2
		②	根据器械生产厂家提供的使用指导要求选择灭菌方法,生产厂家应提供内镜、器械及附件的灭菌方法及技术参数	2
		③	灭菌设备操作技术和方法应严格遵守灭菌设备的使用和操作规程并符合 WS310.2-2016 的规定	3
		④	硬式内镜不可随意更换灭菌方法	2
		⑤	低温灭菌器械、物品应清洗干净,并干燥。应选择合适的低温灭菌方式	2
11	储存、发放 (10分)	①	接触无菌物品前应洗手或手消毒	1
		②	内镜及器械灭菌后应固定位置,设置标识和专人管理	2
		③	按物品有效期前后顺序摆放,在有效期内存放	1
		④	无菌物品发放时应遵循先进先出的原则	1
		⑤	发放时应确认无菌物品的有效性和包装完好性	2
		⑥	发放时应记录无菌物品发放的日期、名称、数量、物品领用科室、灭菌日期等	2
		⑦	运送无菌物品的器具使用后,应及时清洁处理,干燥存放	1

2. 外来器械质量监测指标(分值100分)

代码	项目	代码	监测指标	分值
1	管理模式 (10分)	①	着装符合要求,防护到位,在指定区域进行	2
		②	接收时,CSSD应根据手术通知单接收外来医疗器械及植入物,并认真填写登记表格	3
		③	临床科室应提前一天通知外来器械厂家送器械到CSSD处理	2
		④	外来器械进入CSSD以前,应去物资供应科备案	3
2	回收 分类 清点 (20分)	①	核查厂家提供的器械清单、使用说明、清洗方式、灭菌参数	4
		②	双方共同清点器械、植入物数量,确认、记录、签字	3
		③	卫生洁具用后及时进行清洗消毒,保持干燥放置	3
		④	如有精密植入物应单独分框处理	3
		⑤	植入物必须填写外来器械植入物登记本	3
		⑥	清点时每一台外来器械,应挂标识号码牌	4
3	清洗 消毒 干燥 (25分)	①	电钻、摆锯不可用水清洗,应用75%酒精擦拭	5
		②	器械供应商送达的外来医疗器械、植入物及盛装容器应清洁	5
		③	清洗时遵循厂家说明书,选择清洗机、超声波清洗机,如遇精密复杂的器械应先手工清洗符合标准	5
		④	润滑依据说明书进行,不得违规操作	5
		⑤	干燥时选择70～90℃,确保器械不残留水分	5
4	包装 (25分)	①	包装时如遇超大、超重器械包时应拆分至符合标准	5
		②	封包前检查器械、植入物的数量、功能性、清洁度	5
		③	配置时放入第五类爬行卡、包内化学指示卡、厂商提供的清单,双人核对后,十字封包	10
		④	贴包外标签注明(手术名称、手术医生、病人信息、使用科室)并用红笔箭头标记	5

续表

代码	项目	代码	监测指标	分值
5	灭菌发放(20分)	①	处理外来器械及植入物时应遵守器械供应商提供的灭菌方法和参数;植入物应每批次进行生物监测,监测合格后在追溯记录本上登记方可发放	5
		②	外来器械发放时应再次检查标签是否清晰可见,有无湿包、破包等情况	5
		③	下送时携带外来器械植入物登记本,交由手术室护士签收,双方核对、签字确认	5
		④	急诊手术应及时处理,做好记录可追溯	5

3. 消毒灭菌质量监测指标(分值100分)

代码	项目	代码	监测指标	分值
1	去污区(20分)	①	环境清洁、整齐,安全洗涤用水:应有冷热自来水、软水、纯化水	5
		②	超声清洗机、干燥柜、自动清洗机等设备良好,清洁	5
		③	下收车辆及整理箱每日清洁消毒	5
		④	酶、碱、润滑剂、除锈剂、消毒剂按要求更换	5
2	包装区(20分)	①	医用热封机在每日使用前应检查参数的准确性及测试条测试密封性	5
		②	闭合式包装应使用专用胶带,胶带长度应与灭菌包体积、重量相适宜、松紧适度。封包应严密;纸塑袋、纸袋等密封包装前其密封宽度应≥6mm,包内器械距包装袋封口处≥2.5cm;硬质容器应设置安全闭锁装置	10
		③	器械包重量不超过7kg,敷料包重量不超过5kg,不宜超过30cm×30cm×50cm	5

续表

代码	项目	代码	监测指标	分值
3	环氧乙烷灭菌(20分)	①	低温灭菌器械、物品应清洗干净,并干燥。应选择合适的低温灭菌方式	5
		②	环氧乙烷灭菌器装载符合规范要求,放置生物监测包	5
		③	按照交接单清点待灭菌物品,科室标记清楚,凭单发放,做到通知科室在规定时间内取走物品,不存留已灭菌物品,发放正确,待灭菌物品与灭菌物品按区域放置	10
4	压力蒸汽灭菌(30分)	①	严格规范操作仪器,遵循开关机流程,生物监测合格后方能发放	4
		②	预真空压力蒸汽灭菌器在每日开始灭菌运行前空载进行B-D试验,如不符合要求立即上报	4
		③	消毒员检查灭菌物品包装的标识信息是否齐全,并无误,灭菌物品包装质量合格	4
		④	规范卸载,卸载时应每批次确认灭菌合格,高压蒸汽灭菌后的物品应冷却30分钟后卸载,防止湿包	4
		⑤	每锅管腔、敷料批量监测规范,认真填写记录表	4
		⑥	消毒员每日灭菌器、蒸汽发生器安全检查到位	4
		⑦	每周二进行灭菌器生物监测,软水系统加盐	3
		⑧	每周对灭菌器及操作间、维修间进行清洁卫生处理	3
5	无菌物品发放(10分)	①	消毒后的物品应干燥、包装后专架存放,下送车辆及整理箱每日清洁消毒	4
		②	接触无菌物品前应洗手或手消,无菌物品发放时应遵循先进先出的原则,发放时应确认无菌物品的有效性和包装完好性	4
		③	植入物应在生物监测合格后,方可发放;紧急情况灭菌植入物时,使用含第5类化学指示物的生物PCD进行监测,化学指示物、合格可提前放行	2

4. 基础器械监测指标(分值100分)

代码	项目	代码	监测指标	分值
1	回收分类清点(25分)	①	严格遵守医院消毒隔离原则,回收过程密闭,避免污染医院环境和回收人员	5
		②	清点各种器械数量和种类,记录器械数量,发现规格、数量不符或损坏,及时与临床科室联系,应做出处理。	5
		③	特殊污染的物品回收时应双层封闭包装,有感染疾病名称特殊标记,并按规范处理	5
		④	精细器械、锐器、易破损器械应采用保护措施	5
		⑤	根据物品材质、结构及污染程度合理分类放置。无法及时清洗的器械,应做保湿处理	5
2	清洗消毒干燥(25分)	①	清洗剂配置合理,按要求定时更换	3
		②	采用机械清洗应规范装框,使用专用的清洗篮筐。管腔器械必须使用管腔超声清洗机	3
		③	手工清洗时选择适合的清洗工具,并在水面下进行,防止产生气溶胶	3
		④	使用水溶性润滑剂进行器械保养	3
		⑤	清洗后的器械、器具和物品应进行消毒处理,消毒方法正确有效,不损伤器械	3
		⑥	湿热消毒应采用纯化水,电导率≤15μS/cm(25℃)	3
		⑦	根据器械的材质和说明书选择适宜的干燥方法与干燥温度,穿刺针头、管腔器械应用压力气枪干燥处理,必要时使用低温真空干燥柜	4
		⑧	首选干燥设备进行干燥处理,不应使用自然干燥方法进行干燥	3
3	检查保养(10分)	①	包装区环境清洁,操作人员包装前进行手卫生	5
		②	目测或使用带光源的放大镜对干燥后的器械、物品进行检查。功能损毁或锈蚀严重的,进行维修或报废,带电源器械应进行绝缘性能安全检测,不合格的予以维修或更换	5

续表

代码	项目	代码	监测指标	分值
4	包装 (15分)	①	包装应符合 GB/T19633 的要求,应在使用前检查包装材料的完好性及清洁度	2
		②	配置各种治疗包及手术器械应进行双人核查	2
		③	手术器械应摆放在有孔的盘或篮筐中进行配置包装,采用密闭式包装方法,2层包装材料分2次进行包装	2
		④	剪刀和血管钳等轴节类器械不应完全锁扣,有盖的器皿应打开盖,摆放的器皿应用纱布或吸水纸隔开,包内容器开口一致;管腔类物品应盘绕放置,保持管腔通畅;精细器械、锐器应采取保护措施	2
		⑤	器械包不宜超过 30cm×30cm×50cm,重量不超过 7kg	2
		⑥	包内外规范放置灭菌化学指示物,包装标识清楚具有追溯性并含有灭菌器编号、批次、日期及失效期,采用打印标签,不得手写标签	5

5. 无菌间及灭菌区质量监测指标(分值100分)

代码	检查项目	代码	监测指标	分值
1	人员 (15分)	①	着装符合要求	5
		②	进入无菌间二次更换鞋	5
		③	认真执行手卫生	5
2	环境卫生 (10分)	①	环境清洁、整齐、安全,无菌间温度适宜	3
		②	无菌间货架上清洁,地面整洁	3
		③	走廊整洁,无杂物堆放	2
		④	灭菌篮筐及时整理到包装间	2
3	仪器 (10分)	①	设备正确使用,执行安全检查	4
		②	仪器清洁、无灰尘,保养有记录	3
		③	灭菌时描记图纸记录清晰	3

209

续表

代码	项目	代码	监测指标	分值
4	装载 (10分)	①	按规范要求进行装载,不得违规操作	10
5	存放 (25分)	①	无菌区无非无菌物品	4
		②	无菌物品存放于专用无菌架上,标记明显	5
		③	无菌包标识正确	4
		④	无菌物品摆放有序,按规范存放	4
		⑤	一次性无菌物品拆除外包装	4
		⑥	无菌物品效期、质量,符合规定,无菌包清洁干燥无破损	4
6	发放 (10分)	①	按照灭菌效期顺序发放	5
		②	检查核对符合要求	5
7	监测 (20分)	①	每月无菌物品细菌监测合格,灭菌合格率100%	10
		②	压力灭菌物理、化学、生物监测合格	10

6. 敷料区质量监测指标(分值100分)

代码	检查项目	代码	监测指标	分值
1	人员 (15分)	①	着装符合要求	5
		②	防护措施到位	5
		③	认真执行手卫生	5
2	环境卫生 (20分)	①	环境清洁、整齐、安全	5
		②	备用敷料放置整齐	5
		③	传递窗清洁,无物品堆放	5
		④	空气消毒机清洁	5
3	物品存放 (20分)	①	备用物品摆放整齐,定位置放,放置有序	10
		②	一次性物品放入无菌间前需要拆除外包装	10

续表

代码	检查项目	代码	监测指标	分值
4	包装质量 (35分)	①	棉布包装双层包布,清洁平整无破损,一洗一用	7
		②	敷料包物品齐全,配置适用,摆放合理,标签清晰	7
		③	敷料包装松紧适度,大小规范,重量规范,放置指示卡,粘贴指示胶带	7
		④	根据科室和手术安排配置敷料,保证供应	7
		⑤	定期检查无菌间一次性物品及各类敷料,灭菌物品无过期	7
5	仪器 (10分)	①	设备正确使用	5
		②	仪器清洁、无灰尘	5

7. 设备管理监测指标(100分)

代码	项目	代码	监测指标	分值
1 总则 (30分)	全区域设备	①	遵循设备厂家说明书,按操作规程规范进行,不得违规操作	10
		②	使用前接受培训,考核合格方能使用	10
		③	使用前后清洁到位,定期维护保养到位	10
2 去污区 (30分)	水处理系统	①	水处理系统清洁	1
		②	水质监测达标	2
		③	操作规范,记录完整	2
		④	每日盐箱加盐符合要求	2
	酸性氧化电位水系统	①	酸性氧化电位水仪器整洁	1
		②	每日记录参数,并检查是否达标	1
		③	显示缺电解质,及时按要求加入细盐	2
		④	操作规范,维护到位	2
	超声清洗机	①	操作规范,使用时关闭舱盖	2
		②	内部滤网使用后清洁	1
		③	按比例使用清洗剂	2

续表

代码	项目	代码	监测指标	分值
2 去污区 (30分)	腔镜超声清洗机	①	附件及记录完善	1
		②	接口连接到位不得违规操作,损伤接口	2
		③	操作符合规范	2
	全自动清洗机	①	每日使用前检查打印记录是否完好	1
		②	每班对过滤网清洁	2
		③	每日工作结束清洁机身	1
	医用干燥柜	①	规范装载及设置温度	2
		②	篮筐及时清理	1
3 包装区 (30分)	低温干燥柜	①	设备表面整洁	2
		②	定期运转	3
	蒸汽发生器	①	设备征集	2
		②	使用记录完善	2
		③	操作符合规范	3
	压力蒸汽灭菌器	①	设备使用记录完善	2
		②	定期对腔内外清洁	3
		③	操作符合规范	3
		④	保养到位	2
	环氧乙烷灭菌器	①	设备使用记录完整	2
		②	操作规范	3
		③	空压机、冷干机正常	3
4 无菌物品存放区 (10分)	紫外线灯	①	使用记录完善	3
		②	设备清洁	2
	空气消毒机	①	设备表面清洁	2
		②	定期清洗滤网	3

8. 医院感染管理质量监测指标(分值100分/次)

代码	检查项目	代码	监测指标	分值
1	人员 (15分)	①	着装符合要求	3
		②	防护措施到位	4
		③	操作前后认真执行手卫生	4
		④	人流、物流由污到洁,不逆行	4
2	手卫生 (15分)	①	快速手消液在有效期内使用	5
		②	正确使用一次性手套	5
		③	熟练掌握"六步洗手法"	5
3	紫外线灯 (20分)	①	灯管清洁,每周擦拭	5
		②	使用时间有累加记录	5
		③	强度监测符合要求,半年一次,>1000小时每月一次	5
		④	清洁区、无菌区空气每日消毒	5
4	医疗废弃物管理 (20分)	①	分类放置	5
		②	转运联单填写完整,签全名	5
		③	污染敷料入袋放置,不落地	5
		④	传染病人使用的诊疗器械、器具和物品处理符合要求	5
5	消毒液 (30分)	①	配制浓度符合要求,有效氯使用时有浓度监测	8
		②	定点放置,标识清楚	7
		③	定期更换,酶溶液、除锈剂、润滑剂使用符合要求	8
		④	无过期	7

第二十章

其他常见操作考核评分标准

1. 消毒供应中心回收物品分类操作评分标准

项目	分值	技术操作要求	评分等级 A	B	C	D	姓名	得分
评估	15	环境:整洁,干燥	4	3	2	1		
		操作者:着装符合去污区规范,个人防护到位	4	3	2	1		
		工具:篮筐、盆具、利器盒	4	3	2	1		
操作流程	75	操作前:戴好双层手套	5	4	3	2		
		器械、器具和物品从污梯取出时操作规范,防止掉落	5	4	3	2		
		根据科室的申请单清点品名和数量	10	8	6	4		
		如发现品名和数量不符合要求,及时与回收组交接	5	4	3	2		
		按器械的规格进行分类,检查有无利器,防止刺伤	5	4	3	2		
		对于污染程度较重的器械单独放置,并告知清洗组	10	8	6	4		
		分类时,注意打开器械的关节和轴点,检查其功能	5	4	3	2		
		感染物品要单独按规范处理再分类	5	4	3	2		
		分类工作结束后打扫回收台面的卫生	5	4	3	2		
		填写各类登记本	5	4	3	2		
		保持去污区分类台清洁卫生	5	4	3	2		

续表

项目	分值	技术操作要求	评分等级 A	B	C	D	姓名	得分
评价	10	回收工具干燥、清洁备用,根据物品材质精密程度分类	10	8	6	4		
		感染物品双层封闭包装并标明感染性疾病名称						
		洁污分开,重复使用的器械器具物品密闭回收						
		做好个人防护,分类品名、数量与申请单相符						
总分		100	实得分合计					

2. 消毒供应中心溶液配制操作评分标准

项目	分值	技术操作要求	评分等级 A	B	C	D	姓名	得分
评估	15	仪器:性能良好,功能完备	5	4	3	2		
		环境:安全、整洁	5	4	3	2		
		操作者:按区域规范着装,防护到位	5	4	3	2		
操作流程	75	了解各种消毒液、清洗液原液的品名、规格和适用范围	10	8	6	4		
		操作前:依据清洗器械、器具和物品确定要配置内容	10	8	6	4		
		选择合适的容器,干净、无漏水问题	10	8	6	4		
		依据清洗剂的使用说明准确量取原液	10	8	6	4		
		混合水和原液时动作规范,无泼洒,确保浓度符合规范	10	8	6	4		
		配制浓度时做好标记,各类清洗液不混用	10	8	6	4		
		对超声清洗机配置溶液时,先确认其运行正常再配置	10	8	6	4		
		配制时确保比例符合要求,在超声清洗机上无泼洒	5	4	3	2		

续表

项目	分值	技术操作要求	评分等级 A B C D	姓名	得分
评价	10	配置溶液前做好防护：护目镜、手套、口罩、防护服	10 8 6 4		
		掌握各种消毒剂、清洗剂的使用范围			
		掌握清洗剂溶液的配制浓度和温度			
		润滑剂(1:200) 时间：30~60s			
		生物膜(1:270) 碱(1:500)			
		浓碱(1:500) 酶(1:500) 40℃＜T＜45℃			
总分		100	实得分合计		

3. 消毒供应中心手工清洗操作评分标准

项目	分值	技术操作要求	评分等级 A B C D	姓名	得分
评估	15	环境：安全、整洁、地面干燥	5 4 3 2		
		操作者：按区域规范着装，防护到位	5 4 3 2		
		评估水质标准及各项参数是否符合规范	5 4 3 2		
操作流程	75	冲洗：将器械、器具和物品置于流动水下清洗，初步去除污染物	10 8 6 4		
		洗涤：使用酶清洁剂或其他清洁剂浸泡、刷洗、擦洗	10 8 6 4		
		漂洗：使用流动水冲洗或刷洗，符合规范	10 8 6 4		
		终末漂洗：使用软水、纯水或蒸馏水进行冲洗	10 8 6 4		
		手工清洗时：水温宜为 15~30℃	5 4 3 2		
		刷洗操作时：应在水面下进行，防止产生气溶胶	5 4 3 2		

项目	分值	技术操作要求	评分等级				姓名	得分
			A	B	C	D		
操作流程	75	管腔类器械应使用压力水枪冲洗,可拆卸的应拆开处理	5	4	3	2		
		不使用钢丝类用品,防止刮伤器械	5	4	3	2		
		清洗用品使用后整理,清洗池每日清洁和保养	10	8	6	4		
评价	10	严格执行防护措施,预防职业暴露	5	4	3	2		
		熟悉清洗步骤,符合规范	5	4	3	2		
总分		100	实得分合计					

4. 消毒供应中心器械打包操作评分标准

项目	分值		技术操作要求	评分等级	实际得分
准备工作	2	5	环境	清洁、安全、安静	
	3		人员	穿工作服、戴帽子、清洁洗手、戴手套	
操作流程	2	10	封包时间要求	封包全过程要求10分钟内完成	
	3			无污渍	
	3			灯光检查无破损	
	2			包布无缝隙	
	10	20	清洗质量检查	使用带光源放大镜或目测物品检查清洗质量	
	10			金属器械电镀完整,器械表面和关节齿牙处光洁,无血渍、污渍、水垢等残留物质(白纱布擦拭无锈渍、血渍污染)	

续表

项目	分值	技术操作要求	评分等级	实际得分
操作流程	5	器械性能检查	关节器械：关节活动顺畅、闭合紧密、无弯曲或变形；将钳子卡锁在第一锁齿的位置，持钳子尖端，用锁齿部位在手掌上拍打，若钳子因此弹开，表示锁齿功能不佳，需更换。布巾钳检查，包布测试	
	5		持针器：取一根与持针器相称的缝合针，将持针器卡锁在第二齿的位置咬住缝合针，摇动缝合针，若缝合针可轻易抽动，表示持针器功能不佳，需更换。吸管检查	
	5		剪刀：刀面锋利，无钝、卷曲、缺口；闭合时无空隙、主柄对称，关节松紧适合不会自动弹开，螺丝无松动；5cm 以上的剪刀必须一次剪齐四层纱布；5cm 以下剪刀一次剪齐两层纱布	
	10	灭菌包的配置	包装坚持三查七对，准备时查、核对时查、包装时查；对品名、规格、数量、清洗质量、性能	
	3		依据器械装配的技术规程或图示，核对器械种类、规格和数量，拆卸的器应进行装配	
	2		手术器械应摆放在篮筐或有空的盘中进行配套包装	
	3		剪刀和血管钳等轴节类器械不应完全锁扣	
	3		包内正中央放第四类化学指示卡	
终末质量	2	封包要求	用专业封包胶带封包	
	2		包外正确贴有化学指示胶带	
	4		根据包裹具体情况采用2条或4条封包，小包可采用单条封包，胶带长度适宜	
	8		包装符合要求，美观，保持包裹的闭合性	
	8		包外记录信息完整（物品名称，包装者，锅号，锅次，灭菌日期，失效日期）	
	2	整理物品	整理桌面	
	3		打扫地面	

5. 消毒供应中心无菌物品发放操作评分标准

项目	分值	技术操作要求	A	B	C	D	姓名	得分
评估	16	环境:环境安全,干燥,整洁	8	6	4	2		
		操作者:着装符合无菌区规范要求	8	6	4	2		
操作流程	74	准时使用科室电脑打单、分单	5	4	3	2		
		进入无菌间时按区域着装,做好无菌操作	5	4	3	2		
		按照临床科室申请的联单,按品名和数量发放无菌物品	10	8	6	4		
		发放时按"三查五对"原则,防止出现错误	10	8	6	4		
		无菌物品摆放整齐,发放时按"左进右出,先上后下"原则	5	4	3	2		
		一次性物品发放时做好记录,核对规格	10	8	6	4		
		发放完毕,须与打包班核对发放是否正确	10	8	6	4		
		及时处理科室电脑申请单,特殊情况做好交班	10	8	6	4		
		清空的灭菌箩筐及时运回包装区	5	4	3	2		
评价	9	无菌物品发放时,应遵循先进先出原则	9	8	6	4		
		发放时确认无菌物品有效期,监测合格才发放						
		发放记录可追溯,一次性物品出库有记录						
		运输无菌物品器具应清洁处理,干燥存放						
总分		100	实得分合计					

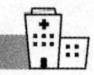

附录一

消毒供应中心第1部分:管理规范

2016-12-27 发布 2017-06-01 实施
中华人民共和国国家卫生和计划生育委员会 发布

前言

本部分 4.1.2、4.1.5、4.1.7、7.2.1、7.2.6、8.6、10.2 为推荐性条款,其余为强制性条款。

根据《中华人民共和国传染病防治法》和《医院感染管理办法》制定本标准。

WS310《医院消毒供应中心》是从诊疗器械相关医院感染预防与控制的角度,对医院消毒供应中心的管理、操作、监测予以规范的标准,由以下三个部分组成:

——第1部分:管理规范;
——第2部分:清洗消毒及灭菌技术操作规范;
——第3部分:清洗消毒及灭菌效果监测标准。

本部分为 WS310 的第1部分。

本部分按照 GB/T1.1—2009 给出的规则起草。

本部分代替 WS310.1—2009。除编辑性修改外主要技术变化如下:

——在适用范围中,删除了"暂未实行消毒供应工作集中管理的医院,其手术部(室)的消毒供应工作应执行本标准"和"已采取污水集中处理的其他医疗机构可参照使用"的要求;

——增加了关于CSSD信息化建设的要求(见4.1.5),并提供了资料性附录A;

——补充了植入物与外来器械的管理要求(见4.1.6);

——增加了对采用其他医院或消毒服务机构提供消毒灭菌服务的医院的消毒供应管理要求(见4.1.8);

——增加了对建立植入物与外来医疗器械专岗负责制、定期进行工作质量分析的要求(见4.3.2);

——增加了对工作区域化学物质容许浓度的要求和采用其他医院或消毒服务机构提供消毒灭菌服务的医院收集、暂存、交接区域的建筑要求(见7.2.7、7.3);

——增加了对水处理设备和环境有害气体浓度超标报警器的要求(见8.4、8.6);

——增加了最终灭菌包装材料符合YY/T0698的相应要求(见9.8);

——增加了第10章对灭菌蒸汽用水和蒸汽冷凝物质量指标的要求,参照GB8599的要求,提供了资料性附录B。

本部分工作区域的温度、相对湿度和照度要求部分参照了美国ANSI/AAMIST79:2010医疗设备中蒸汽消毒和灭菌保证综合指南(ANSI/AAMIST79:2010 Comprehensive guide to–steam sterilization and sterility assurance in healthcare facilities)。

本部分主要起草单位:国家卫生计生委医院管理研究所、广州市第一人民医院、北京大学第一医院、北京协和医院、中国疾病预防控制中心、上海瑞金医院、浙江省疾病预防控制中心、四川大学华西医院、浙江大学邵逸夫医院、北京大学第三医院、北京大学口腔医院、北京大学人民医院、泰达国际心血管病医院、广东省中山市小榄人民医院、北京市卫生监督所、煤炭总医院、北京朝阳医院。

本部分主要起草人:巩玉秀、冯秀兰、付强、李六亿、任伍爱、张青、张流波、李新武、钱黎明、张宇、周彬、么莉、黄靖雄、胡国庆、黄浩、王亚娟、袁晓宁、刘翠梅、武迎宏、赵云呈、姜华、裴红生、钟秀玲、李保华。

本部分所代替标准历次版本发布情况为：

WS310.1—2009。

医院消毒供应中心 第1部分:管理规范

1 范围

WS310的本部分规定了医院消毒供应中心(central sterile supply department,CSSD)管理要求、基本原则、人员要求、建筑要求、设备设施、耗材要求及水与蒸汽质量要求。

本部分适用于医院和为医院提供消毒灭菌服务的消毒服务机构。

2 规范性引用文件

下列文件对于本文件的应用是必不可少的。凡是注日期的引用文件,仅注日期的版本适用于本文件。凡是不注日期的引用文件,其最新版本(包括所有的修改单)适用于本文件。

GB 5749 生活饮用水卫生标准

GB/T 19633 最终灭菌医疗器械的包装

GBZ 2.1 工作场所有害因素职业接触限制 第1部分:化学有害因素

WS 310.2 医院消毒供应中心 第2部分:清洗消毒及灭菌技术操作规范

WS 310.3 医院消毒供应中心 第3部分:清洗消毒及灭菌效果监测标准

WS/T 367 医疗机构消毒技术规范

YY/T 0698.2　最终灭菌医疗器械包装材料　第2部分：灭菌包裹材料　要求和试验方法

YY/T 0698.4　最终灭菌医疗器械包装材料　第4部分：纸袋　要求和试验方法

YY/T 0698.5　最终灭菌医疗器械包装材料　第5部分：透气材料与塑料膜组成的可密封组合袋和卷材　要求和试验方法

YY/T 0698.8　最终灭菌医疗器械包装材料　第8部分：蒸汽灭菌用重复性使用灭菌容器　要求和试验方法

3　术语和定义

WS310.2、WS310.3 界定的以及下列术语和定义适用于本文件。

3.1

消毒供应中心 central sterile supply department，CSSD

医院内承担各科室所有重复使用诊疗器械、器具和物品清洗、消毒、灭菌以及无菌物品供应的部门。

3.2

CSSD 集中管理 central management

CSSD 面积满足需求，重复使用的诊疗器械、器具和物品回收至 CSSD 集中进行清洗、消毒或灭菌的管理方式；如院区分散、CSSD 分别设置，或现有 CSSD 面积受限，已在手术室设置清洗消毒区域的医院，其清洗、消毒或灭菌工作集中由 CSSD 统一管理，依据 WS310.1～WS310.3 进行规范处置的也属集中管理。

3.3

去污区 decontamination area

CSSD 内对重复使用的诊疗器械、器具和物品，进行回收、分类、清洗、消毒（包括运送器具的清洗消毒等）的区域，为污染区域。

3.4

检查包装及灭菌区 inspection, packing and sterilization area

CSSD 内对去污后的诊疗器械、器具和物品,进行检查、装配、包装及灭菌(包括敷料制作等)的区域,为清洁区域。

3.5

无菌物品存放区 sterile storage area

CSSD 内存放、保管、发放无菌物品的区域,为清洁区域。

3.6

去污 decontamination

去除被处理物品上的有机物、无机物和微生物的过程。

3.7

植入物 implant

放置于外科操作形成的或者生理存在的体腔中,留存时间为 30d 或者以上的可植入性医疗器械。注:本标准特指非无菌、需要医院进行清洗消毒与灭菌的植入性医疗器械。

3.8

外来医疗器械 loaner

由器械供应商租借给医院可重复使用,主要用于与植入物相关手术的器械。

4 管理要求

4.1 医院

4.1.1 应采取集中管理的方式,对所有需要消毒或灭菌后重复使用的诊疗器械、器具和物品由 CSSD 负责回收、清洗、消毒、灭菌和供应。

4.1.2 内镜、口腔器械的清洗消毒,可以依据国家相关标准进行处理,也可集中由 CSSD 统一清洗、消毒和(或)灭菌。

4.1.3 CSSD 应在院领导或相关职能部门的直接领导下开展

工作。

4.1.4 应将CSSD纳入本机构的建设规划,使之与本机构的规模、任务和发展规划相适应;应将消毒供应工作管理纳入医疗质量管理,保障医疗安全。

4.1.5 宜将CSSD纳入本机构信息化建设规划,采用数字化信息系统对CSSD进行管理。CSSD信息系统基本要求参见附录A。

4.1.6 医院对植入物与外来医疗器械的处置及管理应符合以下要求:

a)应以制度明确相关职能部门、临床科室、手术室、CSSD在植入物与外来医疗器械的管理、交接和清洗、消毒、灭菌及提前放行过程中的责任。

b)使用前应由本院CSSD(或依据4.1.8规定与本院签约的消毒服务机构)遵照WS310.2和WS310.3的规定清洗、消毒、灭菌与监测;使用后应经CSSD清洗消毒方可交还。

c)应与器械供应商签订协议,要求其做到:

(1)提供植入物与外来医疗器械的说明书(内容应包括清洗、消毒、包装、灭菌方法与参数);

(2)应保证足够的处置时间,择期手术最晚应于术前日15时前将器械送达CSSD,急诊手术应及时送达;

(3)应加强对CSSD人员关于植入物与外来医疗器械处置的培训。

4.1.7 鼓励符合要求并有条件医院的CSSD为附近医疗机构提供消毒供应服务。

4.1.8 采用其他医院或消毒服务机构提供消毒灭菌服务的医院,消毒供应管理应符合以下要求:

a)应对提供服务的医院或消毒服务机构的资质(包括具有医疗机构执业许可证或工商营业执照,并符合环保等有关部门管理

规定)进行审核;

b)应对其CSSD分区、布局、设备设施、管理制度(含突发事件的应急预案)及诊疗器械回收、运输、清洗、消毒、灭菌操作流程等进行安全风险评估,签订协议,明确双方的职责;

c)应建立诊疗器械、器具和物品交接与质量检查及验收制度,并设专人负责;

d)应定期对其清洗、消毒、灭菌工作进行质量评价;

e)应及时向消毒服务机构反馈质量验收、评价及使用过程存在的问题,并要求落实改进措施。

4.2 相关部门管理职责与要求

4.2.1 应在主管院长领导下,在各自职权范围内,履行对CSSD的相应管理职责。

4.2.2 主管部门应履行以下职责:

a)会同相关部门,制定落实CSSD集中管理的方案与计划,研究、解决实施中的问题;

b)会同人事管理部门,根据CSSD的工作量合理调配工作人员;

c)负责CSSD清洗、消毒、包装、灭菌等工作的质量管理,制定质量指标,并进行检查与评价;

d)建立并落实对CSSD人员的岗位培训制度;将消毒供应专业知识、医院感染相关预防与控制知识及相关的法律、法规纳入CSSD人员的继续教育计划,并为其学习、交流创造条件。

4.2.3 护理管理、医院感染管理、设备及后勤管理等部门还应履行以下职责:

a)对CSSD清洗、消毒、灭菌工作和质量监测进行指导和监督,定期进行检查与评价;

b)发生可疑医疗器械所致的医源性感染时,组织、协调CSSD和相关部门进行调查分析,提出改进措施;

c) 对 CSSD 新建、改建与扩建的设计方案进行卫生学审议；对清洗消毒与灭菌设备的配置与性能要求提出意见；

d) 负责设备购置的审核(合格证、技术参数)建立对厂家设备安装、检修的质量审核、验收制度；专人负责 CSSD 设备的维护和定期检修，并建立设备档案；

e) 保证 CSSD 的水、电、压缩空气及蒸汽的供给和质量，定期进行设施、管道的维护和检修；

f) 定期对 CSSD 所使用的各类数字仪表如压力表、温度表等进行校验，并记录备查。

4.2.4 物资供应、教育及科研等其他部门，应在 CSSD 主管院长或职能部门的协调下履行相关职责，保障 CSSD 的工作需要。

4.3 消毒供应中心

4.3.1 应建立健全岗位职责、操作规程、消毒隔离、质量管理、监测、设备管理、器械管理及职业安全防护等管理制度和突发事件的应急预案。

4.3.2 应建立植入物与外来医疗器械专岗负责制，人员应相对固定。

4.3.3 应建立质量管理追溯制度，完善质量控制过程的相关记录。

4.3.4 应定期对工作质量进行分析，落实持续改进。

4.3.5 应建立与相关科室的联系制度，并主要做好以下工作：

a) 主动了解各科室专业特点、常见的医院感染及原因，掌握专用器械、用品的结构、材质特点和处理要点；

b) 对科室关于灭菌物品的意见有调查、反馈、落实，并有记录。

5 基本原则

5.1 CSSD 的清洗消毒及监测工作应符合 WS310.2 和 WS310.3 的规定。

5.2 诊疗器械、器具和物品使用后应及时清洗、消毒、灭菌，再处理应符合以下要求：

a）进入人体无菌组织、器官、腔隙，或接触人体破损的皮肤和黏膜的诊疗器械、器具和物品应进行灭菌；

b）接触完整皮肤、黏膜的诊疗器械、器具和物品应进行消毒；

c）被朊病毒、气性坏疽及突发原因不明的传染病病原体污染的诊疗器械、器具和物品，应执行 WS/T367 的规定。

6 人员要求

6.1 医院应根据 CSSD 的工作量及各岗位需求，科学、合理配置具有执业资格的护士、消毒员和其他工作人员。

6.2 CSSD 的工作人员应当接受与其岗位职责相应的岗位培训，正确掌握以下知识与技能：

a）各类诊疗器械、器具和物品的清洗、消毒、灭菌的知识与技能；

b）相关清洗消毒、灭菌设备的操作规程；

c）职业安全防护原则和方法；

d）医院感染预防与控制的相关知识；

e）相关的法律、法规、标准、规范。

6.3 应建立 CSSD 工作人员的继续教育制度，根据专业进展开展培训，更新知识。

7 建筑要求

7.1 基本原则

医院 CSSD 的新建、扩建和改建，应遵循医院感染预防与控制的原则,遵守国家法律法规对医院建筑和职业防护的相关要求,进行充分论证。

7.2 基本要求

7.2.1 CSSD宜接近手术室、产房和临床科室,或与手术室之间有物品直接传递专用通道,不宜建在地下室或半地下室。

7.2.2 周围环境应清洁、无污染源,区域相对独立;内部通风、采光良好。

7.2.3 建筑面积应符合医院建设方面的有关规定并与医院的规模、性质、任务相适应,兼顾未来发展规划的需要。

7.2.4 建筑布局应分为辅助区域和工作区域。辅助区域包括工作人员更衣室、值班室、办公室、休息室、卫生间等。工作区域包括去污区、检查包装及灭菌区(含独立的敷料制备或包装间)和无菌物品存放区。

7.2.5 工作区域划分应遵循以下基本原则:

a) 物品由污到洁,不交叉、不逆流;

b) 空气流向由洁到污;采用机械通风,去污区保持相对负压,检查包装及灭菌区保持相对正压。

7.2.6 工作区域温度、相对湿度、机械通风的换气次数宜符合表1要求;照明宜符合表2的要求。

表1 工作区域温度、相对湿度及机械通风换气次数要求

工作区域	温度/℃	相对湿度/%	换气次数/(次/h)
去污区	16~21	30~60	≥10
检查包装及灭菌区	20~23	30~60	≥10
无菌物品存放区	低于24	低于70	4~10

表2 工作区域照明要求

工作面/功能	最低照度 lx	平均照度 lx	最高照度 lx
普通检查	500	750	1000
精细检查	1000	1500	2000
清洗池	500	750	1000
普通工作区域	200	300	500
无菌物品存放区域	200	300	500

7.2.7 工作区域中化学物质浓度应符合GBZ2.1的要求。

7.2.8 工作区域设计与材料要求,应符合以下要求:

a)去污区、检查包装及灭菌区和无菌物品存放区之间应设实际屏障。

b)去污区与检查包装及灭菌区之间应设物品传递窗;并分别设人员出入缓冲间(带)。

c)缓冲间(带)应设洗手设施,采用非手触式水龙头开关。无菌物品存放区内不应设洗手池。

d)检查包装及灭菌区设专用洁具间的应采用封闭式设计。

e)工作区域的天花板、墙壁应无裂隙,不落尘,便于清洗和消毒;地面与墙面踢脚及所有阴角均应为弧形设计;电源插座应采用防水安全型;地面应防滑、易清洗、耐腐蚀;地漏应采用防返溢式;污水应集中至医院污水处理系统。

7.3 采用院外服务的要求

采用其他医院或消毒服务机构提供消毒灭菌服务的医院,应分别设污染器械收集暂存间及灭菌物品交接发放间。两房间应互不交叉、相对独立。

8 设备设施

8.1 清洗消毒设备及设施：医院应根据 CSSD 的规模、任务及工作量，合理配置清洗消毒设备及配套设施。设备设施应符合国家相关规定。

应配有污物回收器具、分类台、手工清洗池、压力水枪、压力气枪、超声清洗装置、干燥设备及相应清洗用品等。

应配备机械清洗消毒设备。

8.2 检查、包装设备：应配有器械检查台、包装台、器械柜、敷料柜、包装材料切割机、医用热封机、清洁物品装载设备及带光源放大镜、压力气枪、绝缘检测仪等。

8.3 灭菌设备及设施：应配有压力蒸汽灭菌器、无菌物品装、卸载设备等。根据需要配备灭菌蒸汽发生器、干热灭菌和低温灭菌及相应的监测设备。各类灭菌设备应符合国家相关标准，并设有配套的辅助设备。

8.4 应配有水处理设备。

8.5 储存、发放设施：应配备无菌物品存放设施及运送器具等。

8.6 宜在环氧乙烷、过氧化氢低温等离子、低温甲醛蒸汽灭菌等工作区域配置相应环境有害气体浓度超标报警器。

8.7 防护用品：根据工作岗位的不同需要，应配备相应的个人防护用品，包括圆帽、口罩、隔离衣或防水围裙、手套、专用鞋、护目镜、面罩等。去污区应配置洗眼装置。

9 耗材要求

9.1 医用清洗剂：应符合国家相关标准和规定。根据器械的材质、污染物种类，选择适宜的清洗剂，使用遵循厂家产品说明书。

9.2 碱性清洗剂：pH > 7.5，对各种有机物有较好的去除作用,对金属腐蚀性小,不会加快返锈的现象。

9.3 中性清洗剂:pH 6.5~7.5,对金属无腐蚀。

9.4 酸性清洗剂:pH<6.5,对无机固体粒子有较好的溶解去除作用,对金属物品的腐蚀性小。

9.5 酶清洗剂:含酶的清洗剂,有较强的去污能力,能快速分解蛋白质等多种有机污染物。

9.6 消毒剂:应符合国家相关标准和规定,并对器械腐蚀性较低。

9.7 医用润滑剂:应为水溶性,与人体组织有较好的相容性。不应影响灭菌介质的穿透性和器械的机械性能。

9.8 包装材料:最终灭菌医疗器械包装材料应符合GB/T19633的要求。皱纹纸、无纺布、纺织品还应符合YY/T0698.2的要求;纸袋还应符合YY/T0698.4的要求;纸塑袋还应符合YY/T0698.5的要求;硬质容器还应符合YY/T0698.8的要求。

普通棉布应为非漂白织物,除四边外不应有缝线,不应缝补;初次使用前应高温洗涤,脱脂去浆。开放式储槽不应用作无菌物品的最终灭菌包装材料。

9.9 消毒灭菌监测材料:应符合国家相关标准和规定,在有效期内使用。自制测试标准包应符合WS/T367的相关要求。

10 水与蒸汽质量要求

10.1 清洗用水:应有自来水、热水、软水、经纯化的水供应。自来水水质应符合GB5749的规定;终末漂洗用水的电导率≤15μS/cm(25℃)。

10.2 灭菌蒸汽:灭菌蒸汽供给水的质量指标见附录B的B.1。蒸汽冷凝物用于反映压力蒸汽灭菌器蒸汽的质量,主要指标见附录B的B.2。

附录 A
（资料性附录）
CSSD 信息系统基本要求

A.1 CSSD 信息系统基本功能要求

CSSD 信息系统基本功能包括管理功能和质量追溯功能。

管理功能内容如下：

a) CSSD 人员管理功能，至少包括人员权限设置，人员培训等；

b) CSSD 物资管理功能，至少包括无菌物品预订、储存、发放管理、设备管理、手术器械管理、外来医疗器械与植入物管理等；

c) CSSD 分析统计功能，至少包括成本核算、人员绩效统计等；

d) CSSD 质量控制功能，至少包括预警功能等。

CSSD 质量可追溯功能内容如下：

a) 记录复用无菌物品处理各环节的关键参数，包括回收、清洗、消毒、检查包装、灭菌、储存发放、使用等信息，实现可追溯；

b) 追溯功能通过记录监测过程和结果（监测内容参照 WS310.3）对结果进行判断，提示预警或干预后续相关处理流程。

A.2 CSSD 信息系统技术要求

A.2.1 对追溯的复用无菌用品设置唯一性编码。

A.2.2 在各追溯流程点（工作操作岗位）设置数据采集终端，进行数据采集形成闭环记录。

A.2.3 追溯记录应客观、真实、及时，错误录入更正需有权限并留有痕迹。

A.2.4 记录关键信息内容包括：操作人、操作流程、操作时间、操作内容等。

A.2.5 手术器械包的标识随可追溯物品回到 CSSD。

A.2.6 追溯信息至少能保留3年。

A.2.7 系统具有和医院相关信息系统对接的功能。

A.2.8 系统记录清洗、消毒、灭菌关键设备运行参数。

A.2.9 系统具有备份防灾机制。

附录 B
（资料性附录）
压力蒸汽灭菌器蒸汽供给水与蒸汽冷凝物质量指标

B.1 压力蒸汽灭菌器供给水质量指标参见表 B.1。

表 B.1 压力蒸汽灭菌器供给水的质量指标

项目	指标
蒸发残留	≤10mg/L
氧化硅（SiO_2）	≤1mg/L
铁	≤0.2mg/L
镉	≤0.005mg/L
铅	<0.05mg/L
除铁、镉、铅以外的其他重金属	<0.1mg/L
氯离子（Cl^-）	<2mg/L
磷酸盐（P_2O_5）	<0.5mg/L
电导率（25℃时）	<5μS/cm
pH	5.0~7.5
外观	无色、洁净、无沉淀
硬度（碱性金属离子的总量）	≤0.02mmol/L

B.2 压力蒸汽灭菌器蒸汽冷凝物质量指标参见表 B.2。

表 B.2 蒸汽冷凝物的质量指标

项目	指标
氧化硅(SiO_2)	<0.1mg/L
铁	<0.1mg/L
镉	<0.005mg/L
铅	<0.05mg/L
除铁、镉、铅以外的重金属	<0.1mg/L
氯离子(Cl^-)	<0.1mg/L
磷酸盐(P_2O_5)	<0.1mg/L
电导率(25℃时)	<3μS/cm
pH	5~7
外观	无色、洁净、无沉淀
硬度(碱性金属离子的总量)	<0.02mmol/L

附录二

医院消毒供应中心第 2 部分：清洗消毒及灭菌技术操作规范

2016-12-27 发布　2017-06-01 实施
中华人民共和国国家卫生和计划生育委员会发布

目　次

前言	Ⅲ
1　范围	1
2　规范性引用文件	1
3　术语和定义	1
4　诊疗器械、器具和物品处理的基本要求	2
5　诊疗器械、器具和物品处理的操作流程	3
附录 A（规范性附录）CSSD 人员防护及着装要求	8
附录 B（规范性附录）器械、器具和物品的清洗操作方法	9
附录 C（规范性附录）酸性氧化电位水应用指标与方法	11
附录 D（规范性附录）硬质容器的使用与操作要求	13

前　言

本部分 5.5.1、5.5.2、5.5.3、5.7.5、5.7.7、5.7.8、5.8.1.4、5.8.1.8b)2)、5.8.1.8b)5)、5.9.5a)、5.9.5c)为推荐性条款,其余为强制性条款。

根据《中华人民共和国传染病防治法》和《医院感染管理办

◀ **附录二 医院消毒供应中心第2部分:清洗消毒及灭菌技术操作规范**

法》制定本标准。

WS310《医院消毒供应中心》是从诊疗器械相关医院感染预防与控制的角度,对医院消毒供应中心的管理、操作、监测予以规范的标准,由以下三个部分组成:

——第1部分:管理规范;

——第2部分:清洗消毒及灭菌技术操作规范;

——第3部分:清洗消毒及灭菌效果监测标准。

本部分为 WS310 的第2部分。

本部分按照 GB/T1.1—2009 给出的规则起草。

本部分代替 WS310.2—2009。除编辑性修改外主要技术变化如下:

——在适用范围中,删除了"暂未实行消毒供应工作集中管理的医院,其手术部(室)的消毒供应工作应执行本标准"和"已采取污水集中处理的其他医疗机构可参照使用"的要求;

——调整了术语,植入物从本标准调整至 WS310.1;A_0 值和管腔器械从 WS310.3 调整至本标准;增加了 3.14 湿包和 3.15 精密器械的定义;

——删除了第6章"被朊病毒、气性坏疽及突发原因不明的传染病病原体污染的诊疗器械、器具和物品的处理流程",改为"应遵循 WS/T367 的规定进行处理"(见 4.1);

——增加了外来医疗器械及植入物的交接、运送及包装、清洗方法、使用后清洗消毒等要求(见 4.7);——增加了精密器械保护措施、使用后的处理的要求(见 5.1.1、5.1.2);

——增加了湿热消毒用水的要求(见 5.4.2);调整了湿热消毒的温度与时间(见 5.4.3);

——增加了管腔器械内残留水迹的干燥处理方法(见 5.5.3);

——修改了压力蒸汽灭菌器压力参数范围(见 5.8.1.6);

——删除了干热灭菌、环氧乙烷灭菌、过氧化氢低温等离子体灭菌、低温甲醛蒸气灭菌程序、参数及注意事项的具体要求，改为符合 WS/T367 的规定，并应遵循生产厂家使用说明书；

——调整了灭菌物品储存架或柜放置要求（见5.9.2）；

——增加了植入物放行要求（见5.10.2）；

——增加了管腔器械内腔清洗的要求（见附录B的B.1）；

——细化了清洗消毒器设备运行前准备、检查、装载、设备操作运行和注意事项（见附录B的B.3）；——增加了规范性附录硬质容器的使用与操作要求（见附录D）；

——调整了附录D压力蒸汽灭菌器蒸汽和水质量到WS310.1。

本部分清洗、消毒、灭菌流程的技术操作部分参照了国际标准：美国 ANSI/AAMIST79 医疗护理机构压力蒸汽灭菌和无菌保证综合指南（ANSI/AAMIST79Comprehensive guide to steam sterilization and sterility assurance in healthcare facilities）。

本部分主要起草单位：北京大学第一医院、国家卫生计生委医院管理研究所、上海瑞金医院、广州市第一人民医院、北京协和医院、中国疾病预防控制中心、浙江省疾病预防控制中心、四川大学华西医院、浙江大学邵逸夫医院、北京大学第三医院、北京大学口腔医院、泰达国际心血管病医院、广东省中山市小榄医院、黑龙江疾病预防控制中心、北京积水潭医院、北京市卫生监督所、北京朝阳医院。

本部分主要起草人：任伍爱、巩玉秀、钱黎明、冯秀兰、李六亿、张青、张流波、李新武、付强、张宇、周彬、么莉、黄靖雄、胡国庆、黄浩、王亚娟、袁晓宁、刘翠梅、赵云呈、姜华、林玲、陈辉、裴红生、李保华。本部分所代替标准历次版本发布情况为：

WS310.2—2009。

医院消毒供应中心第2部分:清洗消毒及灭菌技术操作规范

1 范围

WS310 的本部分规定了医院消毒供应中心(central sterile supply department,CSSD)的诊疗器械、器具和物品处理的基本要求、操作流程。

本部分适用于医院和为医院提供消毒灭菌服务的消毒服务机构。

2 规范性引用文件

下列文件对于本文件的应用是必不可少的。凡是注日期的引用文件,仅注日期的版本适用于本文件。凡是不注日期的引用文件,其最新版本(包括所有的修改单)适用于本文件。

GB/T5750.5 生活饮用水检验标准方法 无机非金属指标

GB/T19633 最终灭菌医疗器械的包装

WS310.1 医院消毒供应中心 第1部分:管理规范

WS310.3 医院消毒供应中心 第3部分:清洗消毒及灭菌效果监测标准

WS/T367 医疗机构消毒技术规范

3 术语和定义

WS310.1、WS310.3 界定的以及下列术语和定义适用于本文件。

3.1

清洗 cleaning

去除医疗器械、器具和物品上污物的全过程,流程包括冲洗、洗涤、漂洗和终末漂洗。

3.2

冲洗 flushing

使用流动水去除器械、器具和物品表面污物的过程。

3.3

洗涤 washing

使用含有化学清洗剂的清洗用水,去除器械、器具和物品污染物的过程。

3.4

漂洗 rising

用流动水冲洗洗涤后器械、器具和物品上残留物的过程。

3.5

终末漂洗 final rinsing

用经纯化的水对漂洗后的器械、器具和物品进行最终的处理过程。

3.6

超声波清洗器 ultrasonic cleaner

利用超声波在水中振荡产生"空化效应"进行清洗的设备。

3.7

清洗消毒器 washer–disinfector

用于清洗消毒诊疗器械、器具和物品的设备。

3.8

闭合 closure

用于关闭包装而没有形成密封的方法。例如反复折叠,以形成一弯曲路径。

3.9

密封 sealing

包装层间连接的结果。

注:密封可以采用诸如粘合剂或热熔法。

3.10

闭合完好性 closure integrity

闭合条件能确保该闭合至少与包装上的其他部分具有相同的阻碍微生物进入的程度。

3.11

包装完好性 package integrity

包装未受到物理损坏的状态。

3.12

湿热消毒 moistheat disinfection

利用湿热使菌体蛋白质变性或凝固,酶失去活性,代谢发生障碍,致使细胞死亡。包括煮沸消毒法、巴斯德消毒法和低温蒸汽消毒法。

3.13

A_0 **值** A_0 value

评价湿热消毒效果的指标,指当以 Z 值表示的微生物杀灭效果为10K时,温度相当于80℃的时间(秒)。

3.14

湿包 wet pack

经灭菌和冷却后,肉眼可见包内或包外存在潮湿、水珠等现象的灭菌包。

3.15

精密器械 delicate instruments

结构精细、复杂、易损,对清洗、消毒、灭菌处理有特殊方法和技术要求的医疗器械。

3.16

管腔器械 hollow device

含有管腔,其直径≥2mm,且其腔体中的任何一点距其与外界相通的开口处的距离≤其内直径的1500倍的器械。

4 诊疗器械、器具和物品处理的基本要求

4.1 通常情况下应遵循先清洗后消毒的处理程序。被朊毒体、气性坏疽及突发原因不明的传染病病原体污染的诊疗器械、器具和物品应遵循WS/T367的规定进行处理。

4.2 应根据WS310.1的规定,选择清洗、消毒或灭菌处理方法。

4.3 清洗、消毒、灭菌效果的监测应符合WS310.3的规定。

4.4 耐湿、耐热的器械、器具和物品,应首选热力消毒或灭菌方法。

4.5 应遵循标准预防的原则进行清洗、消毒、灭菌,CSSD人员防护着装要求应符合附录A的规定。

4.6 设备、器械、物品及耗材使用应遵循生产厂家的使用说明或指导手册。

4.7 外来医疗器械及植入物的处置应符合以下要求:

a) CSSD应根据手术通知单接收外来医疗器械及植入物;依据器械供应商提供的器械清单,双方共同清点核查、确认、签名,记录应保存备查。

b) 应要求器械供应商送达的外来医疗器械、植入物及盛装容器清洁。

c) 应遵循器械供应商提供的外来医疗器械与植入物的清洗、消毒、包装、灭菌方法和参数。急诊手术器械应及时处理。

d) 使用后的外来医疗器械,应由CSSD清洗消毒后方可交器械供应商。

5 诊疗器械、器具和物品处理的操作流程

5.1 回收

5.1.1 使用者应将重复使用的诊疗器械、器具和物品与一次性使用物品分开放置;重复使用的诊疗器械、器具和物品直接置于封闭的容器中,精密器械应采用保护措施,由 CSSD 集中回收处理;被朊病毒、气性坏疽及突发原因不明的传染病病原体污染的诊疗器械、器具和物品,使用者应双层封闭包装并标明感染性疾病名称,由 CSSD 单独回收处理。

5.1.2 使用者应在使用后及时去除诊疗器械、器具和物品上的明显污物,根据需要做保湿处理。

5.1.3 不应在诊疗场所对污染的诊疗器械、器具和物品进行清点,应采用封闭方式回收,避免反复装卸。

5.1.4 回收工具每次使用后应清洗、消毒,干燥备用。

5.2 分类

5.2.1 应在 CSSD 的去污区进行诊疗器械、器具和物品的清点、核查。

5.2.2 应根据器械物品材质、精密程度等进行分类处理。

5.3 清洗

5.3.1 清洗方法包括机械清洗、手工清洗。

5.3.2 机械清洗适用于大部分常规器械的清洗。手工清洗适用于精密、复杂器械的清洗和有机物污染较重器械的初步处理。

5.3.3 清洗步骤包括冲洗、洗涤、漂洗、终末漂洗。清洗操作及注意事项应符合附录 B 的要求。

5.3.4 精密器械的清洗,应遵循生产厂家提供的使用说明或指导手册。

5.4 消毒

5.4.1 清洗后的器械、器具和物品应进行消毒处理。方法首

选机械湿热消毒,也可采用75%乙醇、酸性氧化电位水或其他消毒剂进行消毒。

5.4.2 湿热消毒应采用经纯化的水,电导率≤15μS/cm(25℃)。

5.4.3 湿热消毒方法的温度、时间应符合表1的要求。消毒后直接使用的诊疗器械、器具和物品,湿热消毒温度应≥90℃,时间≥5min,或A_0值≥3000;消毒后继续灭菌处理的,其湿热消毒温度应≥90℃,时间≥1min,或A_0值≥600。

表1 湿热消毒的温度与时间

湿热消毒方法	温度/℃	最短消毒时间/min
消毒后直接使用	93	2.5
	90	5
消毒后继续灭菌处理	90	1
	80	10
	75	30
	70	100

5.4.4 酸性氧化电位水的应用见附录C;其他消毒剂的应用遵循产品说明书。

5.5 干燥

5.5.1 宜首选干燥设备进行干燥处理。根据器械的材质选择适宜的干燥温度,金属类干燥温度70~90℃;塑胶类干燥温度65~75℃。

5.5.2 不耐热器械、器具和物品可使用消毒的低纤维絮擦布、压力气枪或≥95%乙醇进行干燥处理。

5.5.3 管腔器械内的残留水迹,可用压力气枪等进行干燥处理。

5.5.4 不应使用自然干燥方法进行干燥。

5.6 器械检查与保养

5.6.1 应采用目测或使用带光源放大镜对干燥后的每件器械、器具和物品进行检查。器械表面及其关节、齿牙处应光洁,无血渍、污渍、水垢等残留物质和锈斑;功能完好,无损毁。

5.6.2 清洗质量不合格的,应重新处理;器械功能损毁或锈蚀严重,应及时维修或报废。

5.6.3 带电源器械应进行绝缘性能等安全性检查。

5.6.4 应使用医用润滑剂进行器械保养。不应使用石蜡油等非水溶性的产品作为润滑剂。

5.7 包装

5.7.1 包装应符合 GB/T19633 的要求。

5.7.2 包装包括装配、包装、封包、注明标识等步骤。器械与敷料应分室包装。

5.7.3 包装前应依据器械装配的技术规程或图示,核对器械的种类、规格和数量。

5.7.4 手术器械应摆放在篮筐或有孔的托盘中进行配套包装。

5.7.5 手术所用盘、盆、碗等器皿,宜与手术器械分开包装。

5.7.6 剪刀和血管钳等轴节类器械不应完全锁扣。有盖的器皿应开盖,摆放的器皿间应用吸湿布、纱布或医用吸水纸隔开,包内容器开口朝向一致;管腔类物品应盘绕放置,保持管腔通畅;精细器械、锐器等应采取保护措施。

5.7.7 压力蒸汽灭菌包重量要求:器械包重量不宜超过 7kg,敷料包重量不宜超过 5kg。

5.7.8 压力蒸汽灭菌包体积要求:下排气压力蒸汽灭菌器不宜超过 30cm × 30cm × 25cm;预真空压力蒸汽灭菌器不宜超过 30cm × 30cm × 50cm。

5.7.9 包装方法及要求：灭菌物品包装分为闭合式包装和密封式包装。包装方法和要求如下：

a) 手术器械若采用闭合式包装方法，应由2层包装材料分2次包装。

b) 密封式包装方法应采用纸袋、纸塑袋等材料。

c) 硬质容器的使用与操作，应遵循生产厂家的使用说明或指导手册，并符合附录D的要求。每次使用后应清洗、消毒和干燥。

d) 普通棉布包装材料应一用一清洗，无污渍，灯光检查无破损。

5.7.10 封包要求如下：

a) 包外应设有灭菌化学指示物。高度危险性物品灭菌包内还应放置包内化学指示物；如果透过包装材料可直接观察包内灭菌化学指示物的颜色变化，则不必放置包外灭菌化学指示物。

b) 闭合式包装应使用专用胶带，胶带长度应与灭菌包体积、重量相适宜，松紧适度。封包应严密，保持闭合完好性。

c) 纸塑袋、纸袋等密封包装其密封宽度应≥6mm，包内器械距包装袋封口处应≥2.5cm。

d) 医用热封机在每日使用前应检查参数的准确性和闭合完好性。

e) 硬质容器应设置安全闭锁装置，无菌屏障完整性破坏后应可识别。

f) 灭菌物品包装的标识应注明物品名称、包装者等内容。灭菌前注明灭菌器编号、灭菌批次、灭菌日期和失效日期等相关信息。标识应具有可追溯性。

5.8 灭菌

5.8.1 压力蒸汽灭菌

5.8.1.1 耐湿、耐热的器械、器具和物品应首选压力蒸汽灭菌。

5.8.1.2 应根据待灭菌物品选择适宜的压力蒸汽灭菌器和灭菌程序。常规灭菌周期包括预排气、灭菌、后排汽和干燥等过程。快速压力蒸汽灭菌程序不应作为物品的常规灭菌程序,应在紧急情况下使用,使用方法应遵循 WS/T367 的要求。

5.8.1.3 灭菌器操作方法应遵循生产厂家的使用说明或指导手册。

5.8.1.4 压力蒸汽灭菌器蒸汽和水的质量参见 WS310.1 附录 B。

5.8.1.5 管腔器械不应使用下排气压力蒸汽灭菌方式进行灭菌。

5.8.1.6 压力蒸汽灭菌器灭菌参数见表2。

表2 压力蒸汽灭菌器灭菌参数

设备类别	物品类别	灭菌设定温度	最短灭菌时间	压力参考范围
下排气式	敷料	121℃	30min	102.8~122.9kPa
	器械		20min	
预真空式	器械、敷料	132℃	4min	184.4~201.7kPa
		134℃		201.7~229.3kPa

5.8.1.7 硬质容器和超大超重包装,应遵循厂家提供的灭菌参数。

5.8.1.8 压力蒸汽灭菌器操作程序包括灭菌前准备、灭菌物品装载、灭菌操作、无菌物品卸载和灭菌效果的监测等步骤。具体如下:

a)灭菌前准备:

(1)每天设备运行前应进行安全检查,包括灭菌器压力表处在"零"的位置;记录打印装置处于备用状态;灭菌器柜门密封圈平整无损坏,柜门安全锁扣灵活、安全有效;灭菌柜内冷凝水排出口通畅,柜内壁清洁;电源、水源、蒸汽、压缩空气等运行条件符合设备要求。

(2)遵循产品说明书对灭菌器进行预热。

(3)大型预真空压力蒸汽灭菌器应在每日开始灭菌运行前空载进行 B-D 试验。

b)灭菌物品装载:

(1)应使用专用灭菌架或篮筐装载灭菌物品,灭菌包之间应留间隙;

(2)宜将同类材质的器械、器具和物品,置于同一批次进行灭菌;

(3)材质不相同时,纺织类物品应放置于上层、竖放,金属器械类放置于下层;

(4)手术器械包、硬质容器应平放;盆、盘、碗类物品应斜放,玻璃瓶等底部无孔的器皿类物品应倒立或侧放;纸袋、纸塑包装物品应侧放;利于蒸汽进入和冷空气排出;

(5)选择下排气压力蒸汽灭菌程序时,大包宜摆放于上层,小包宜摆放于下层。

c)灭菌操作:

应观察并记录灭菌时的温度、压力和时间等灭菌参数及设备运行状况。

d)无菌物品卸载:

(1)从灭菌器卸载取出的物品,冷却时间>30min;

(2)应确认灭菌过程合格,结果应符合 WS310.3 的要求;

(3)应检查有无湿包,湿包不应储存与发放,分析原因并改进;

(4)无菌包掉落地上或误放到不洁处应视为被污染。

灭菌效果的监测:

灭菌过程的监测应符合 WS310.3 中相关规定。

5.8.2 干热灭菌

适用于耐热、不耐湿,蒸汽或气体不能穿透物品的灭菌,如玻璃、油脂、粉剂等物品的灭菌。灭菌程序、参数及注意事项应符合WS/T367的规定，并应遵循生产厂家使用说明书。

5.8.3 低温灭菌

5.8.3.1 常用低温灭菌方法主要包括：环氧乙烷灭菌、过氧化氢低温等离子体灭菌、低温甲醛蒸气灭菌。

5.8.3.2 低温灭菌适用于不耐热、不耐湿的器械、器具和物品的灭菌。

5.8.3.3 应符合以下基本要求：

a)灭菌的器械、物品应清洗干净,并充分干燥；

b)灭菌程序、参数及注意事项符合WS/T367的规定,并应遵循生产厂家使用说明书；

c)灭菌装载应利于灭菌介质穿透。

5.9 储存

5.9.1 灭菌后物品应分类、分架存放在无菌物品存放区。一次性使用无菌物品应去除外包装后,进入无菌物品存放区。

5.9.2 物品存放架或柜应距地面高度≥20cm,距离墙≥5cm,距天花板≥50cm。

5.9.3 物品放置应固定位置,设置标识。接触无菌物品前应洗手或手消毒。

5.9.4 消毒后直接使用的物品应干燥、包装后专架存放。

5.9.5 无菌物品存放要求如下：

a)无菌物品存放区环境的温度、湿度达到WS310.1的规定时,使用普通棉布材料包装的无菌物品有效期宜为14d。

b)未达到环境标准时,使用普通棉布材料包装的无菌物品有效期不应超过7d。

c)医用一次性纸袋包装的无菌物品,有效期宜为30d；使用一次性医用皱纹纸、医用无纺布包装的无菌物品,有效期宜为180d；使用一次性纸塑袋包装的无菌物品,有效期宜为180d。硬质容器包装的无菌物品,有效期宜为180d。

5.10 无菌物品发放

5.10.1 无菌物品发放时,应遵循先进先出的原则。

5.10.2 发放时应确认无菌物品的有效性和包装完好性。植入物应在生物监测合格后,方可发放。紧急情况灭菌植入物时,使用含第5类化学指示物的生物PCD进行监测,化学指示物合格可提前放行,生物监测的结果应及时通报使用部门。

5.10.3 应记录无菌物品发放日期、名称、数量、物品领用科室、灭菌日期等。

5.10.4 运送无菌物品的器具使用后,应清洁处理,干燥存放。

附录 A
(规范性附录)

CSSD 人员防护及着装要求
CSSD 人员防护及着装要求见表 A.1。

表 A.1　CSSD 人员防护及着装要求

区域	操作	防护着装					
		圆帽	口罩	防护服/防水围裙	专用鞋	手套	护目镜/面罩
诊疗场所	污染物品回收	√	△			√	
去污区	污染器械分类、核对、机械清洗装载	√	√	√	√	√	△
	手工清洗器械和用具	√	√	√	√	√	√
检查、包装及灭菌区	器械检查、包装	√	△		√	△	
	灭菌物品装载	√					
	无菌物品卸载	√			√	△,#	

◁ 附录二 医院消毒供应中心第2部分:清洗消毒及灭菌技术操作规范

续表

区域	操作	防护着装					
		圆帽	口罩	防护服/防水围裙	专用鞋	手套	护目镜/面罩
无菌物品存放区	无菌物品发放	√			√		

注1:"√"表示应使用。

注2:"△"表示可使用。

注3:#表示具有防烫功能的手套

附录 B

（规范性附录）

器械、器具和物品的清洗操作方法

B.1 **手工清洗**

B.1.1 操作程序

B.1.1.1 冲洗:将器械、器具和物品置于流动水下冲洗,初步去除污染物。

B.1.1.2 洗涤:冲洗后,应使用医用清洗剂浸泡后刷洗、擦洗。

B.1.1.3 漂洗:洗涤后,再用流动水冲洗或刷洗。

B.1.1.4 终末漂洗:应采用电导率≤15μS/cm(25℃)的水进行漂洗。

B.1.2 注意事项

B.1.2.1 手工清洗时水温宜为15~30℃。

B.1.2.2 去除干涸的污渍应先用医用清洗剂浸泡,再刷洗或擦洗。有锈迹,应除锈。

B.1.2.3 刷洗操作应在水面下进行,防止产生气溶胶。

B.1.2.4 器械可拆卸的部分应拆开后清洗。

B.1.2.5 管腔器械宜先选用合适的清洗刷清洗内腔,再用压力水枪冲洗。

B.1.2.6 不应使用研磨型清洗材料和用具用于器械处理,应选用与器械材质相匹配的刷洗用具和用品。

B.2 超声波清洗器的操作方法

B.2.1 操作程序

B.2.1.1 清洗器内注入清洗用水,并添加医用清洗剂。水温应 <45℃。

B.2.1.2 冲洗:于流动水下冲洗器械,初步去除污染物。

B.2.1.3 洗涤:应将器械放入篮筐中,浸没在水面下,管腔内注满水。

B.2.1.4 超声清洗操作,应遵循器械和设备生产厂家的使用说明或指导手册。

B.2.2 注意事项

B.2.2.1 超声清洗可作为手工清洗或机械清洗的预清洗手段。

B.2.2.2 清洗时应盖好超声清洗机盖子,防止产生气溶胶。

B.2.2.3 应根据器械的不同材质选择相匹配的超声频率。

B.2.2.4 清洗时间不宜超过 10min。

B.3 清洗消毒器的操作方法

B.3.1 每日设备运行前检查

B.3.1.1 应确认水、电、蒸汽、压缩空气达到设备工作条件,医用清洗剂的储量充足。

B.3.1.2 舱门开启应达到设定位置,密封圈完整;清洗的旋转臂转动灵活;喷淋孔无堵塞;清洗架进出轨道无阻碍。

B.3.1.3 应检查设备清洁状况,包括设备的内舱壁、排水网筛、排水槽、清洗架和清洗旋转臂等。

B.3.2 清洗物品装载

B.3.2.1 清洗物品应充分接触水流;器械轴节应充分打开;可拆卸的部分应拆卸后清洗;容器应开口朝下或倾斜摆放;根据器械类型使用专用清洗架和配件。

B.3.2.2 精密器械和锐利器械的装载应使用固定保护装置。

B.3.2.3 每次装载结束应检查清洗旋转臂,其转动情况,不应受到器械、器具和物品的阻碍。

B.3.3 设备操作运行

B.3.3.1 各类器械、器具和物品清洗程序的设置应遵循生产厂家的使用说明或指导手册。

B.3.3.2 应观察设备运行中的状态,其清洗旋转臂工作应正常,排水应通畅。

B.3.3.3 设备运行结束,应对设备物理参数进行确认,应符合设定程序的各项参数指标,并将其记录。

B.3.3.4 每日清洗结束时,应检查舱内是否有杂物。

B.3.4 注意事项

B.3.4.1 冲洗、洗涤、漂洗时应使用软水。冲洗阶段水温应<45℃。

B.3.4.2 终末漂洗、消毒用水电导率应≤15μS/cm(25℃)。

B.3.4.3 终末漂洗程序中宜对需要润滑的器械使用医用润滑剂。

B.3.4.4 应根据清洗需要选择适宜的医用清洗剂,定期检查清洗剂用量是否准确。

B.3.4.5 每日清洗结束时,应清理舱内杂物,并做清洁处理。应定期做好清洗消毒器的保养。

附录 C
（规范性附录）

酸性氧化电位水应用指标与方法

C.1 使用范围

可用于手工清洗后不锈钢和其他非金属材质器械、器具和物品灭菌前的消毒。

C.2 主要有效成分指标要求

C.2.1 有效氯含量为 60mg/L ± 10mg/L。

C.2.2 pH 范围 2.0～3.0。

C.2.3 氧化还原电位(ORP)≥1100mV。

C.2.4 残留氯离子＜1000mg/L。

C.3 使用方法

手工清洗后的待消毒物品,使用酸性氧化电位水流动冲洗或浸泡消毒 2min,净水冲洗 30s,再按 5.5～5.8 进行处理。

C.4 注意事项

C.4.1 应先彻底清除器械、器具和物品上的有机物,再进行消毒处理。

C.4.2 酸性氧化电位水对光敏感,有效氯浓度随时间延长而下降,宜现制备现用。

C.4.3 储存应选用避光、密闭、硬质聚氯乙烯材质制成的容器。室温下贮存不超过 3d。

C.4.4 每次使用前,应在使用现场酸性氧化电位水出水口处,分别检测 pH 和有效氯浓度。检测数值应符合指标要求。

C.4.5 对铜、铝等非不锈钢的金属器械、器具和物品有一定的腐蚀作用,应慎用。

C.4.6 不得将酸性氧化电位水和其他药剂混合使用。

C.4.7 皮肤过敏人员操作时应戴手套。

C.4.8 酸性氧化电位水长时间排放可造成排水管路的腐蚀,故应每次排放后再排放少量碱性还原电位水或自来水。

C.5 酸性氧化电位水有效指标的检测

C.5.1 有效氯含量试纸检测方法:应使用精密有效氯检测试纸,其有效氯范围应与酸性氧化电位水的有效氯含量接近,具体使用方法见试纸使用说明书。

C.5.2 pH 试纸检测方法:应使用精密 pH 检测试纸,其 pH 范围应与酸性氧化电位水的 pH 接近,具体使用方法见 pH 试纸使用说明书。

C.5.3 氧化还原电位(ORP)的检测方法:开启酸性氧化电位水生成器,待出水稳定后,用 100ml 小烧杯接取酸性氧化电位水,立即进行检测。氧化还原电位检测可采用销电极,在酸度计"mV"档上直接检测读数。具体使用方法见使用说明书。

C.5.4 氯离子检测方法:按使用说明书的要求开启酸性氧化电位水生成器,待出水稳定后,用 250ml 磨口瓶取酸性氧化电位水至瓶满后,立即盖好瓶盖,送实验室进行检测。采用硝酸银容量法或离子色谱法,详细方法见 GB/T5750.5。

附录 D
（规范性附录）

硬质容器的使用与操作要求

D.1 硬质容器的组成

应由盖子、底座、手柄、灭菌标识卡槽、垫圈和灭菌剂孔组成。盖子应有可通过灭菌介质的阀门或过滤部件,并应具有无菌屏障功能。

D.2 使用原则

D.2.1 使用方法应遵循生产厂家说明书和提供的灭菌参

数。

D.2.2 首次使用应进行灭菌过程有效性的测试,包括物理监测、化学监测、生物监测,并对器械干燥时间进行评估,检查有无湿包。

D.2.3 每次使用应进行清洗、消毒、干燥处理。

D.2.4 包装前应检查硬质容器的完整性:

a)盒盖、底座的边缘无变形,对合紧密。

b)盒盖垫圈平整、无脱落。

c)若通气系统使用滤纸和固定架,应检查固定架的稳定性,一次性滤纸应每次更换,重复使用的滤纸应检查有无破损,保持清洁;若通气系统使用阀门,应遵循生产厂家说明书检查阀门,包括通气阀、疏水阀。

d)闭锁装置完好,放置一次性锁扣(锁卡)封包。

附录三

医院消毒供应中心第3部分：清洗消毒及灭菌效果监测标准

2016-12-27 发布　2017-06-01 实施
中华人民共和国国家卫生和计划生育委员会　发布

前　言

本部分 4.2.1.3、4.2.2.2.1、4.4.1.7、4.4.4.3.2 为推荐性条款，其余均为强制性条款。

根据《中华人民共和国传染病防治法》和《医院感染管理办法》制定本标准。

WS310《医院消毒供应中心》是从诊疗器械相关医院感染预防与控制的角度，对医院消毒供应中心的管理、操作、监测予以规范的标准，由以下三个部分组成：

——第1部分：管理规范；
——第2部分：清洗消毒及灭菌技术操作规范；
——第3部分：清洗消毒及灭菌效果监测标准。

本部分为 WS310 的第3部分。

本部分按照 GB/T1.1—2009 给出的规则起草。

本部分代替 WS310.3—2009。除编辑性修改外主要技术变化如下：

——在适用范围中，删除了"暂未实行消毒供应工作集中管理的医院，其手术部（室）的消毒供应工作应执行本标准"和"已采

取污水集中处理的其他医疗机构可参照使用"的要求；

——在规范性引用文件中，增加了 WS/T367《医疗机构消毒技术规范》和 GB/T30690《小型压力蒸汽灭菌器灭菌效果监测方法和评价要求》；

——调整术语和定义中的 A_0 值和管腔器械至 WS310.2；增加大修的定义(见 3.4)；

——修改了监测材料、自制测试标准包的要求(见 4.1.3)；

——增加了对压力蒸汽灭菌器温度、压力和时间的检测要求[见 4.1.5.b)]；

——增加了对清洗质量可定期进行定量检测的要求(见 4.2.1.3)；

——增加了使用特定灭菌程序时对灭菌质量监测的要求(见 4.4.1.6)；增加了外来医疗器械、植入物、硬质容器、超大超重包首次灭菌进行灭菌参数和有效性测试的要求(见 4.4.1.8)；

——增加了对压力蒸汽灭菌每年监测温度、压力和时间等参数的要求(见 4.4.2.1.2)；

——增加了对采用信息系统手术器械包用后有关标识的要求[见 5.4.C)]；增加了定期对监测资料进行总结分析，持续改进的要求(见 5.6)；

——增加了附录 D 过氧化氢低温等离子灭菌的生物监测方法和附录 E 低温蒸汽甲醛灭菌的生物监测方法。

本部分主要起草单位：北京大学第一医院、国家卫生计生委医院管理研究所、北京协和医院、中国疾病预防控制中心环境与健康产品安全所、上海瑞金医院、广州市第一人民医院、江苏省南京市卫生局、浙江省疾病预防控制中心、解放军总医院、四川大学华西医院、浙江大学邵逸夫医院、北京大学第三医院、北京大学口腔医院、泰达国际心血管病医院、广东省中山市小榄人民医院、黑龙江疾病预防控制中心、北京积水潭医院、北京市卫生监督所、北京朝阳医院。

本部分主要起草人:李六亿、巩玉秀、付强、任伍爱、张青、张流波、李新武、钱黎明、冯秀兰、王易非、张宇、周彬、幺莉、黄靖雄、胡国庆、刘运喜、黄浩、王亚娟、袁晓宁、刘翠梅、赵云呈、姜华、林玲、陈辉、裴红生、李保华。

本部分所代替标准历次版本发布情况为:
WS310.3—2009。

医院消毒供应中心
第3部分:清洗消毒及灭菌效果监测标准

1 范围

WS310的本部分规定了医院消毒供应中心(central sterile supply department, CSSD)消毒与灭菌效果监测的要求、方法、质量控制过程的记录与可追溯要求。

本部分适用于医院和为医院提供消毒灭菌服务的消毒服务机构。

2 规范性引用文件

下列文件对于本文件的应用是必不可少的。凡是注日期的引用文件,仅注日期的版本适用于本文件。凡是不注日期的引用文件,其最新版本(包括所有的修改单)适用于本文件。

GB15982 医院消毒卫生标准

GB/T20367 医疗保健产品灭菌 医疗保健机构湿热灭菌的确认和常规控制要求

GB/T30690 小型压力蒸汽灭菌器灭菌效果监测方法和评价要求

WS310.1 医院消毒供应中心第 1 部分:管理规范

WS310.2 医院消毒供应中心第 2 部分:清洗消毒及灭菌技术操作规范

WS/T367 医疗机构消毒技术规范

3 术语和定义

WS310.1、WS310.2 界定的以及下列术语和定义适用于本文件。

3.1

可追溯 traceability

对影响灭菌过程和结果的关键要素进行记录,保存备查,实现可追踪。

3.2

灭菌过程验证装置 process challenge device;PCD

对灭菌过程具有特定抗力的装置,用于评价灭菌过程的有效性。

3.3

清洗效果测试物 test soil

用于测试清洗效果的产品。

3.4

大修 major repair

超出该设备常规维护保养范围,显著影响该设备性能的维修操作。

示例1:压力蒸汽灭菌器大修如更换真空泵、与腔体相连的阀门、大型供汽管道、控制系统等。

示例2:清洗消毒器大修如更换水泵、清洗剂供给系统、加热系统、控制系统等。

3.5
小型蒸汽灭菌器 small steam sterilizer

体积小于60L的压力蒸汽灭菌器。

3.6
快速压力蒸汽灭菌 flash sterilization

专门用于处理立即使用物品的压力蒸汽灭菌过程。

4 监测要求及方法

4.1 通用要求

4.1.1 应专人负责质量监测工作。

4.1.2 应定期对医用清洗剂、消毒剂、清洗用水、医用润滑剂、包装材料等进行质量检查,检查结果应符合WS310.1的要求。

4.1.3 应进行监测材料卫生安全评价报告及有效期等的检查,检查结果应符合要求。自制测试标准包应符合WS/T367的有关要求。

4.1.4 应遵循设备生产厂家的使用说明或指导手册对清洗消毒器、封口机、灭菌器定期进行预防性维护与保养、日常清洁和检查。

4.1.5 应按照以下要求进行设备的检测:

a)清洗消毒器应遵循生产厂家的使用说明或指导手册进行检测;

b)压力蒸汽灭菌器应每年对灭菌程序的温度、压力和时间进行检测;

c)压力蒸汽灭菌器应定期对压力表和安全阀进行检测;

d)干热灭菌器应每年用多点温度检测仪对灭菌器各层内、中、外各点的温度进行检测;

e)低温灭菌器应每年定期遵循生产厂家的使用说明或指导手册进行检测;

f) 封口机应每年定期遵循生产厂家的使用说明或指导手册进行检测。

4.2 清洗质量的监测

4.2.1 器械、器具和物品清洗质量的监测

4.2.1.1 日常监测

在检查包装时进行,应目测和(或)借助带光源放大镜检查。清洗后的器械表面及其关节、齿牙应光洁,无血渍、污渍、水垢等残留物质和锈斑。

4.2.1.2 定期抽查

每月应至少随机抽查3~5个待灭菌包内全部物品的清洗质量,检查的内容同日常监测,并记录监测结果。

4.2.1.3 清洗效果评价

可定期采用定量检测的方法,对诊疗器械、器具和物品的清洗效果进行评价。

4.2.2 清洗消毒器及其质量的监测

4.2.2.1 日常监测

应每批次监测清洗消毒器的物理参数及运转情况,并记录。

4.2.2.2 定期监测

4.2.2.2.1 对清洗消毒器的清洗效果可每年采用清洗效果测试物进行监测。当清洗物品或清洗程序发生改变时,也可采用清洗效果测试指示物进行清洗效果的监测。

4.2.2.2.2 清洗效果测试物的监测方法应遵循生产厂家的使用说明或指导手册。

4.2.2.3 注意事项

清洗消毒器新安装、更新、大修、更换清洗剂、改变消毒参数或装载方法等时,应遵循生产厂家的使用说明或指导手册进行检测,清洗消毒质量检测合格后,清洗消毒器方可使用。

4.3 消毒质量的监测

4.3.1 湿热消毒

应监测、记录每次消毒的温度与时间或 A_0 值。监测结果应符合 WS310.2 的要求。应每年检测清洗消毒器的温度、时间等主要性能参数。结果应符合生产厂家的使用说明或指导手册的要求。

4.3.2 化学消毒

应根据消毒剂的种类特点,定期监测消毒剂的浓度、消毒时间和消毒时的温度,并记录,结果应符合该消毒剂的规定。

4.3.3 消毒效果监测

消毒后直接使用物品应每季度进行监测,监测方法及监测结果应符合 GB15982 的要求。每次检测 3~5 件有代表性的物品。

4.4 灭菌质量的监测

4.4.1 原则

4.4.1.1 对灭菌质量采用物理监测法、化学监测法和生物监测法进行,监测结果应符合本标准的要求。

4.4.1.2 物理监测不合格的灭菌物品不得发放,并应分析原因进行改进,直至监测结果符合要求。

4.4.1.3 包外化学监测不合格的灭菌物品不得发放,包内化学监测不合格的灭菌物品和湿包不得使用。并应分析原因进行改进,直至监测结果符合要求。

4.4.1.4 生物监测不合格时,应尽快召回上次生物监测合格以来所有尚未使用的灭菌物品,重新处理;并应分析不合格的原因,改进后,生物监测连续三次合格后方可使用。

4.4.1.5 植入物的灭菌应每批次进行生物监测。生物监测合格后,方可发放。

4.4.1.6 使用特定的灭菌程序灭菌时,应使用相应的指示物进行监测。

4.4.1.7 按照灭菌装载物品的种类,可选择具有代表性的

PCD进行灭菌效果的监测。

4.4.1.8 灭菌外来医疗器械、植入物、硬质容器、超大超重包,应遵循厂家提供的灭菌参数,首次灭菌时对灭菌参数和有效性进行测试,并进行湿包检查。

4.4.2 压力蒸汽灭菌的监测

4.4.2.1 物理监测法

4.4.2.1.1 日常监测:每次灭菌应连续监测并记录灭菌时的温度、压力和时间等灭菌参数。灭菌温度波动范围在±3℃内,时间满足最低灭菌时间的要求,同时应记录所有临界点的时间、温度与压力值,结果应符合灭菌的要求。

4.4.2.1.2 定期监测:应每年用温度压力检测仪监测温度、压力和时间等参数,检测仪探头放置于最难灭菌部位。

4.4.2.2 化学监测法

4.4.2.2.1 应进行包外、包内化学指示物监测。具体要求为灭菌包包外应有化学指示物,高度危险性物品包内应放置包内化学指示物,置于最难灭菌的部位。如果透过包装材料可直接观察包内化学指示物的颜色变化,则不必放置包外化学指示物。根据化学指示物颜色或形态等变化,判定是否达到灭菌合格要求。

4.4.2.2.2 采用快速程序灭菌时,也应进行化学监测。直接将一片包内化学指示物置于待灭菌物品旁边进行化学监测。

4.4.2.3 生物监测法

4.4.2.3.1 应至少每周监测一次,监测方法遵循附录A的要求。

4.4.2.3.2 紧急情况灭菌植入物时,使用含第5类化学指示物的生物PCD进行监测,化学指示物合格可提前放行,生物监测的结果应及时通报使用部门。

4.4.2.3.3 采用新的包装材料和方法进行灭菌时应进行生物监测。

4.4.2.3.4 小型压力蒸汽灭菌器因一般无标准生物监测包,应选择灭菌器常用的、有代表性的灭菌物品制作生物测试包或生物 PCD,置于灭菌器最难灭菌的部位,且灭菌器应处于满载状态。生物测试包或生物 PCD 应侧放,体积大时可平放。

4.4.2.3.5 采用快速程序灭菌时,应直接将一支生物指示物,置于空载的灭菌器内,经一个灭菌周期后取出,规定条件下培养,观察结果。

4.4.2.3.6 生物监测不合格时,应遵循 4.4.1.4 的规定。

4.4.2.4 B-D 试验

预真空(包括脉动真空)压力蒸汽灭菌器应每日开始灭菌运行前空载进行 B-D 测试,B-D 测试合格后,灭菌器方可使用。B-D 测试失败,应及时查找原因进行改进,监测合格后,灭菌器方可使用。小型压力蒸汽灭菌器的 B-D 试验应参照 GB/T30690。

4.4.2.5 灭菌器新安装、移位和大修后的监测

应进行物理监测、化学监测和生物监测。物理监测、化学监测通过后,生物监测应空载连续监测三次,合格后灭菌器方可使用,监测方法应符合 GB/T20367 的有关要求。对于小型压力蒸汽灭菌器,生物监测应满载连续监测三次,合格后灭菌器方可使用。预真空(包括脉动真空)压力蒸汽灭菌器应进行 B-D 测试并重复三次,连续监测合格后,灭菌器方可使用。

4.4.3 干热灭菌的监测

4.4.3.1 物理监测法:每灭菌批次应进行物理监测。监测方法包括记录温度与持续时间。温度在设定时间内均达到预置温度,则物理监测合格。

4.4.3.2 化学监测法:每一灭菌包外应使用包外化学指示物,每一灭菌包内应使用包内化学指示物,并置于最难灭菌的部位。对于未打包的物品,应使用一个或者多个包内化学指示物,放在待灭菌物品附近进行监测。经过一个灭菌周期后取出,据其颜

色或形态的改变判断是否达到灭菌要求。

4.4.3.3 生物监测法:应每周监测一次,监测方法遵循附录B的要求。

4.4.3.4 新安装、移位和大修后的监测:应进行物理监测法、化学监测法和生物监测法监测(重复三次),监测合格后,灭菌器方可使用。

4.4.4 低温灭菌的监测

4.4.4.1 原则:低温灭菌器新安装、移位、大修、灭菌失败、包装材料或被灭菌物品改变,应对灭菌效果进行重新评价,包括采用物理监测法、化学监测法和生物监测法进行监测(重复三次),监测合格后,灭菌器方可使用。

4.4.4.2 环氧乙烷灭菌的监测

4.4.4.2.1 物理监测法:每次灭菌应监测并记录灭菌时的温度、压力、时间和相对湿度等灭菌参数。灭菌参数应符合灭菌器的使用说明或操作手册的要求。

4.4.4.2.2 化学监测法:每个灭菌物品包外应使用包外化学指示物,作为灭菌过程的标志,每包内最难灭菌位置放置包内化学指示物,通过观察其颜色变化,判定其是否达到灭菌合格要求。

4.4.4.2.3 生物监测法:每灭菌批次应进行生物监测,监测方法遵循附录C的要求。

4.4.4.3 过氧化氢低温等离子灭菌的监测

4.4.4.3.1 物理监测法:每次灭菌应连续监测并记录每个灭菌周期的临界参数如舱内压、温度、等离子体电源输出功率和灭菌时间等灭菌参数。灭菌参数应符合灭菌器的使用说明或操作手册的要求。

4.4.4.3.2 可对过氧化氢浓度进行监测。

4.4.4.3.3 化学监测法:每个灭菌物品包外应使用包外化学指示物,作为灭菌过程的标志;每包内最难灭菌位置应放置包内化学指示物,通过观察其颜色变化,判定其是否达到灭菌合格要求。

4.4.4.3.4 生物监测法:每天使用时应至少进行一次灭菌循环的生物监测,监测方法遵循附录 D 的要求。

4.4.4.4 低温蒸汽甲醛灭菌的监测

4.4.4.4.1 物理监测法:每灭菌批次应进行物理监测。详细记录灭菌过程的参数,包括灭菌温度、相对湿度、压力与时间。灭菌参数应符合灭菌器的使用说明或操作手册的要求。

4.4.4.4.2 化学监测法:每个灭菌物品包外应使用包外化学指示物,作为灭菌过程的标志;每包内最难灭菌位置应放置包内化学指示物,通过观察其颜色变化,判定其是否达到灭菌合格要求。

4.4.4.4.3 生物监测法:应每周监测一次,监测方法遵循附录 E 的要求。

4.4.4.5 其他低温灭菌方法的监测要求及方法应符合国家有关标准的规定。

5 质量控制过程的记录与可追溯要求

5.1 应建立清洗、消毒、灭菌操作的过程记录,内容包括:

a) 应留存清洗消毒器和灭菌器运行参数打印资料或记录;

b) 应记录灭菌器每次运行情况,包括灭菌日期、灭菌器编号、批次号、装载的主要物品、灭菌程序号、主要运行参数、操作员签名或代号,及灭菌质量的监测结果等,并存档。

5.2 应对清洗、消毒、灭菌质量的日常监测和定期监测进行记录。

5.3 记录应具有可追溯性,清洗、消毒监测资料和记录的保存期应≥6 个月,灭菌质量监测资料和记录的保留期应≥3 年。

5.4 灭菌标识的要求如下:

a) 灭菌包外应有标识,内容包括物品名称、检查打包者姓名或代号、灭菌器编号、批次号、灭菌日期和失效日期;或含有上述内容的信息标识。

b）使用者应检查并确认包内化学指示物是否合格、器械干燥、洁净等，合格方可使用。同时将手术器械包的包外标识留存或记录于手术护理记录单上。

c）如采用信息系统，手术器械包的标识使用后应随器械回到CSSD进行追溯记录。

5.5 应建立持续质量改进制度及措施，发现问题及时处理，并应建立灭菌物品召回制度如下：

a）生物监测不合格时，应通知使用部门停止使用，并召回上次监测合格以来尚未使用的所有灭菌物品。同时应书面报告相关管理部门，说明召回的原因。

b）相关管理部门应通知使用部门对已使用该期间无菌物品的患者进行密切观察。

c）应检查灭菌过程的各个环节，查找灭菌失败的可能原因，并采取相应的改进措施后，重新进行生物监测3次，合格后该灭菌器方可正常使用。

d）应对该事件的处理情况进行总结，并向相关管理部门汇报。

5.6 应定期对监测资料进行总结分析，做到持续质量改进。

附录 A

（规范性附录）

压力蒸汽灭菌器的生物监测方法

A.1 标准生物测试包的制作方法

按照 WS/T367 的规定，将嗜热脂肪杆菌芽胞生物指示物置于标准测试包的中心部位，生物指示物应符合国家相关管理要求。标准测试包由 16 条 41cm×66cm 的全棉手术巾制成，即每条手术巾的长边先折成 3 层,短边折成 2 层,然后叠放,制成 23cm×23cm×15cm、1.5kg 的标准测试包。

A.2 监测方法

按照 WS/T367 的规定,将标准生物测试包或生物 PCD(含一次性标准生物测试包),对满载灭菌器的灭菌质量进行生物监测。标准生物监测包或生物 PCD 置于灭菌器排气口的上方或生产厂家建议的灭菌器内最难灭菌的部位,经过一个灭菌周期后,自含式生物指示物遵循产品说明书进行培养;如使用芽胞菌片,应在无菌条件下将芽胞菌片接种到含 10ml 溴甲酚紫葡萄糖蛋白胨水培养基的无菌试管中,经 56℃ ±2℃ 培养 7d,检测时以培养基作为阴性对照(自含式生物指示物不用设阴性对照),以加入芽胞菌片的培养基作为阳性对照;观察培养结果。如果一天内进行多次生物监测,且生物指示物为同一批号,则只需设一次阳性对照。

A.3 结果判定

阳性对照组培养阳性,阴性对照组培养阴性,试验组培养阴性,判定为灭菌合格。阳性对照组培养阳性,阴性对照组培养阴性,试验组培养阳性,则灭菌不合格;同时应进一步鉴定试验组阳性的细菌是否为指示菌或是污染所致。

附录 B

(规范性附录)

干热灭菌的生物监测方法

B.1 标准生物测试管的制作方法

按照 WS/T367 的规定,将枯草杆菌黑色变种芽胞菌片装入无菌试管内(1 片/管),制成标准生物测试管。生物指示物应符合国家相关管理要求。

B.2 监测方法

将标准生物测试管置于灭菌器与每层门把手对角线内、外角处,每个位置放置2个标准生物测试管,试管帽置于试管旁,关好柜门,经一个灭菌周期后,待温度降至80℃左右时,加盖试管帽后取出试管。在无菌条件下,每管加入5ml胰蛋白胨大豆肉汤培养基(TSB),36℃±1℃培养48h,观察初步结果,无菌生长管继续培养至第7日。检测时以培养基作为阴性对照,以加入芽胞菌片的培养基作为阳性对照。

B.3 结果判定

阳性对照组培养阳性,阴性对照组培养阴性,若每个测试管的肉汤培养均澄清,判为灭菌合格;若阳性对照组培养阳性,阴性对照组培养阴性,而只要有一个测试管的肉汤培养混浊,判为不合格;对难以判定的测试管肉汤培养结果,取0.1ml肉汤培养物接种于营养琼脂平板,用灭菌L棒或接种环涂匀,置36℃±1℃培养48h,观察菌落形态,并做涂片染色镜检,判断是否有指示菌生长,若有指示菌生长,判为灭菌不合格;若无指示菌生长,判为灭菌合格。

附录C
(规范性附录)
环氧乙烷灭菌的生物监测方法

C.1 常规生物测试包的制备

取一个20ml无菌注射器,去掉针头,拔出针栓,将枯草杆菌黑色变种芽胞生物指示物放入针筒内,带孔的塑料帽应朝向针头处,再将注射器的针栓插回针筒(注意不要碰及生物指示物),之后用一条全棉小毛巾两层包裹,置于纸塑包装袋中,封装。生物指示物应符合国家相关管理要求。

C.2 监测方法

将常规生物测试包置于灭菌器最难灭菌的部位(所有装载灭菌包的中心部位)。灭菌周期完成后应立即将生物测试包从被灭菌物品中取出。自含式生物指示物遵循产品说明书进行培养;如使用芽胞菌片的,应在无菌条件下将芽胞菌片接种到含5ml胰蛋白胨大豆肉汤培养基(TSB)的无菌试管中,36℃±1℃培养48h,观察初步结果,无菌生长管继续培养至第7日。检测时以培养基作为阴性对照(自含式生物指示物不用设阴性对照),以加入芽胞菌片的培养基作为阳性对照。

C.3 结果判定

阳性对照组培养阳性,阴性对照组培养阴性,试验组培养阴性,判定为灭菌合格。阳性对照组培养阳性,阴性对照组培养阴性,试验组培养阳性,则灭菌不合格;同时应进一步鉴定试验组阳性的细菌是否为指示菌或是污染所致。

附录 D
(规范性附录)
过氧化氢低温等离子灭菌的生物监测方法

D.1 管腔生物PCD或非管腔生物监测包的制作

采用嗜热脂肪杆菌芽胞生物指示物制作管腔生物PCD或非管腔生物监测包;生物指示物的载体应对过氧化氢无吸附作用,每一载体上的菌量应达到1×10^6CFU,所用芽胞对过氧化氢气体的抗力应稳定并鉴定合格;所用产品应符合国家相关管理要求。

D.2 管腔生物PCD的监测方法

灭菌管腔器械时,可使用管腔生物PCD进行监测,应将管腔生物PCD放置于灭菌器内最难灭菌的部位(按照生产厂家说明书建议,远离过氧化氢注入口,如灭菌舱下层器械搁架的后方)。灭菌周期完成后立即将管腔生物 PCD 从灭菌器中取出,生物指示物应放置 56℃±2℃培养 7d(或遵循产品说明书),观察培养结果。并设阳性对照和阴性对照(自含式生物指示物不用设阴性对照)。

D.3 非管腔生物监测包的监测方法

灭菌非管腔器械时,应使用非管腔生物监测包进行监测,应将生物指示物置于特卫强材料的包装袋内,密封式包装后,放置于灭菌器内最难灭菌的部位(按照生产厂家说明书建议,远离过氧化氢注入口,如灭菌舱下层器械搁架的后方)。灭菌周期完成后立即将非管腔生物监测包从灭菌器中取出,生物指示物应放置 56℃±2℃培养 7d(或遵循产品说明书),观察培养结果。并设阳性对照和阴性对照(自含式生物指示物不用设阴性对照)。

D.4 结果判定

阳性对照组培养阳性,阴性对照组培养阴性,实验组培养阴性,判定为灭菌合格。阳性对照组培养阳性,阴性对照组培养阴性,实验组培养阳性,判定为灭菌失败;同时应进一步鉴定实验组阳性的细菌是否为指示菌或是污染所致。

附录 E
(规范性附录)
低温蒸汽甲醛灭菌的生物监测方法

E.1 管腔生物 PCD 或非管腔生物监测包的制作

采用嗜热脂肪杆菌芽胞生物指示物制作管腔生物 PCD 或非管腔生物监测包;生物指示物的载体应对甲醛无吸附作用,每一载体上的菌量应达到 $1×10^6$ CFU,所用芽胞对甲醛的抗力应稳定并鉴定合格,所用产品应符合国家相关管理要求。

E.2 管腔生物 PCD 的监测方法

灭菌管腔器械时,可使用管腔生物 PCD 进行监测,应将管腔生物 PCD 放置于灭菌器内最难灭菌的部位(按照生产厂家说明书建议,远离甲醛注入口),灭菌周期完成后立即将管腔生物 PCD 从灭菌器中取出,生物指示物应放置 56℃ ±2℃ 培养 7d(或遵循产品说明书),观察培养结果。并设阳性对照和阴性对照(自含式生物指示物不用设阴性对照)。

E.3　非管腔生物监测包的监测方法

灭菌非管腔器械时,应使用非管腔生物监测包进行监测,应将生物指示物置于纸塑包装袋内,密封式包装后,放置于灭菌器内最难灭菌的部位(按照生产厂家说明书建议,远离甲醛注入口)。灭菌周期完成后立即将非管腔生物监测包从灭菌器中取出,生物指示物应放置 56℃ ±2℃ 培养 7d(或遵循产品说明书),观察培养结果。并设阳性对照和阴性对照(自含式生物指示物不用设阴性对照)。

E.4　结果判定

阳性对照组培养阳性,阴性对照组培养阴性,实验组培养阴性,判定为灭菌合格。阳性对照组培养阳性,阴性对照组培养阴性,实验组培养阳性,判定为灭菌失败;同时应进一步鉴定实验组阳性的细菌是否为指示菌或是污染所致。

参考文献

[1] 张流波,杨华明. 医学消毒最新进展. 北京:人民军医出版社,2015.

[2] 李兵晖,杨风,鲍慧玲. 医院消毒供应中心工作手册. 北京:人民军医出版社,2015.

[3] 刘玉树,梁铭会. 医院消毒供应中心岗位培训手册. 北京:人民军医出版社,2015.

[4] 张青,钱黎明. 外来医疗器械清洗消毒及灭菌技术操作指南. 北京:北京科学技术出版社,2018.

[5] 钟秀玲,郭燕红,Graham Cox,等. 医院消毒供应中心的管理理论与实践. 北京:中国协和医科大学出版社,2014.

[6] 崔金锐,陈英. Donabedian 结构过程结果模式在护理敏感性质量指标构建中的应用进展. 护理研究,2015,29(3):769-772.

[7] Isis M. The National Database of Nursing Quality IndicatorsTM (NDNQI®). The Online Journal of Issues in Nursing,2007.

[8] Hussein FA. A tale of two audits:Statistical process control for improving diabetes care in primary care settings. Qual Prim Care,2008,16(1):53 60.

[9] 腾宝红. 6S 精益推行图解手册. 北京:人民邮电出版社,2018.

[10] 黄英. ICU 护理安全管理中 6S 管理的应用探究. 当代医学,2015,9(25):396.

[11] 冯秀兰,张静,吴可萍,等. 工作坊在基层医院消毒供应培训中的应用与效果. 中国护理管理,2015,15(4):404-406.

[12] 潘桂琼. 分层级规范化培训对提高急诊科护士急救能力的影响. 白求恩医学杂志,2015,13(3):321-323.

[13] 吴丽云. ICU 护士分层培训管理方法与效果观察. 世界最新医学信息文摘,2015,15(31):41-42.

[14] 张玉莲，李婷，苟宁．护士分层级多途径联合培训实践．护理学杂志，2015,30(12):66-69.
[15] 李莲花,孟凡琦,欧慧兰,等．工作坊模式在护士分层级培训中的效果分析．深圳中西医结合杂志,2016,26(8):153-154.
[16] 刘庭芳,刘勇．中国医院品管圈操作手册．2015,1:223-235.
[17] 任伍爱,张青.硬式内镜清洗消毒及灭菌技术操作指南.北京:北京科学技术出版社,2017.